人類最強の「糖質制限」論

ケトン体を味方にして痩せる、健康になる

江部康二
高雄病院理事長

SB新書
341

目次

人類最強の「糖質制限」論
ケトン体を味方にして痩せる、健康になる

第17章 糖質制限で大病を防ぐ

第20章 糖質制限の最新エビデンス（科学的根拠）

終　章　ケトン体は糖質制限の強い味方

序章

なぜ糖質制限は続かないのか？

ダイエット効果抜群！　でも、続かない……

ご飯、パン、麺類、砂糖などの「糖質」をできるだけ控えて、肉、魚、豆腐などから「たんぱく質」と「脂質」をしっかりとる。そんな「糖質制限食」は、私が理事長を務める京都・高雄病院が、血糖値をコントロールして糖尿病とその合併症を防ぐために、日本ではじめて1999年に開始した食事法です。

ところがダイエット効果が非常に高く、さまざまな健康増進効果もあることから、糖尿病の患者さん（糖尿人）以外にも実践する人たちが増えました。

近年は〝糖質制限ブーム〟といっても過言ではないくらい、実践者が増えているようです。実際、糖質制限食のダイエット効果は非常に高いです。しかし、これまで1日3食、美味しくご飯やパンなどを食べてきて、デザートや間食で甘いお菓子や飲み物を食べたり飲んだりしてきた人たちは、糖質制限を思うように続けられない人が多いです。

ある程度の期間、糖質制限を実践してダイエットに成功すると、そこで満足したり気が緩んでしまいがち。そして、続けられなくなり、リバウンドしてしまう人が多いのです。

糖質を含む食べ物は、美味しいものが多いです。しかも、それを長年、習慣的に食べてきたのですから、糖質制限を続けるのは多かれ少なかれストレスがともなうのは当然です。

困るのは自分自身……

「今日は江部先生に叱られに来ました」と、私のもとにうなだれてやって来る患者さんがいます。血液検査の値をチェックすれば、糖質制限を続けなかったことは医師である私には一目瞭然です。

ところが私は、笑顔で「別に怒りませんよ」と伝えます。その代わり、淡々とこんな話をするのです。

――以前、糖尿病の食事療法は「カロリー制限食」しかなく、頑張っても成果が出ないばかりか、症状がどんどん悪化するという悲惨な時代がありました。

しかし、今では確実に成果の出る糖質制限食があります。

私は糖尿病を改善する、もしくは血糖値を平常値にコントロールできる糖質制限食を指導することはできますが、それを実践するのは、あくまでもあなた自身です。

糖質制限をせず糖尿病を放置すると、深刻な合併症が起こります。糖尿病が原因で日本では年間およそ3000人が失明し、3000人が脚を切断し、1万6000人が腎臓の人工透析を受けることになっているのです。

糖質をとり続けている限り、糖尿病が進んで失明や脚の切断という事態に直面する恐れもありますが、その当事者は私ではなくあなた自身。私が怖い思いをしたり、痛い思いをしたりするのではありませんから、あくまであなたの選択を尊重します。だから、私は怒りませんよ――

糖質制限はアドラー心理学に通じる

日本では2014年あたりに〝アドラー心理学〟の本がベストセラーになりましたが、私のスタンスはそのアドラー心理学に近いと思っています。

ベースとなるのは、あくまで「自分と他者の課題は別」という考え方です。イギリスの諺《ことわざ》にあるように「馬を水辺に連れて行くことはできても、水を飲ませることはできない」のと同じことです。

私は医師として、糖質制限食に関する情報の提供と指導は惜しみません。しかし、それを実践するかどうかは本人の問題です。

そもそも、24時間ずっと見張って糖質制限を続けさせるようなことはできません。

アドラー心理学では、「承認欲求」を否定しています。「他者から褒めてもらいたい」「認めてもらいたい」という承認欲求を満たすために行動していると、承認してくれる他者がいないと、意欲的に行動できなくなるからです。

その点、「今日は江部先生に叱られに来ました」とおっしゃる患者さんには、どこかに承認欲求が潜んでいます。でも、「自分と他者の課題は別」ですから、他者の評価など気にすることなく自分で主体的にとり組めばいいのです。

糖質制限を自分で主体的に選んで決めたのならば、モチベーションが高く保たれますから続けられる可能性は高まります。

なんだか説教臭くなってしまいましたが、「主体的」というキーワードは糖質制限を続けるうえでとても大切な土台になるので、まずはこの点をしっかりと踏まえておきましょう。

〝いまそこにある危機〟からの脱出

糖質制限食は糖尿病治療のために開発されたものなので、糖尿病の患者さん（糖尿人）を例に挙げましたが、健常人がダイエットのために糖質制限を実践するときにも、まったく同じことがいえます。

糖質制限には1週間で体重が2～3kgほどストンと落ちる即効性があります。しかし、短期間で効果が上がったからといって、その後、元の食事に戻してしまえば、それこそ「元の木阿弥」と化してしまいます。

糖尿人にとって糖質制限を続けるか続けないかは、合併症リスクである「食後高血糖」という〝いまそこにある危機〟にどう立ち向かうかというシリアスな問題です。

糖尿病には遺伝や生活習慣に起因する「2型糖尿病」と、自己免疫疾患によりインスリンを分泌するすい臓のβ《ベータ》細胞が壊されて発症する「1型糖尿病」と2種類ありますが、日本の糖尿人の95％以上は2型です。

最近の研究で、糖質のとりすぎで太っていることは単なる美醜の問題ではなく、長年放置すると「心臓病」「脳卒中」「がん」「認知症」といった生活習慣病のリスクが高まることがわかっています。

20～30代ではまだそれほど心配しなくてもいいかもしれませんが、40代以降は生活習慣病が確実に〝いまそこにある危機〟として立ちはだかります。少しでも気になる人は、ぜひ糖質制限で肥満から脱出することからはじめましょう。

序章の最後に、糖質制限食を実践するときに押さえておくべき注意点を述べておきます。

◎糖質制限の注意点

＊糖質制限食は開始直後から効果があるため、経口血糖降下剤の内服やインスリンの注射をしている人は低血糖発作を起こす可能性があります。そうした方は必ず医師と相談して、できれば入院して糖質制限を行ってください。

＊肝硬変、診断基準を満たすすい炎、長鎖脂肪酸代謝異常症の方はいずれも適応外です。腎障害がある場合、ｅＧＦＲ（推算糸球体濾過量）が60㎖／分以上であれば適応になりますが、それ未満の場合は個別に医師とよく話し合って行うかどうかを決めてください。

第1章

糖質を〈意識すれば〉続けられる

「無意識」を「意識化」しよう

ひと言で糖質制限食といっても、1日3食のうち夕食だけ制限する「プチ糖質制限食」、2食を制限する「スタンダード糖質制限食」、3食とも制限する「スーパー糖質制限食」があります。

このうちスーパー糖質制限食を実践すれば、1週間で体重が2〜3kgほどストンと落ちて、糖尿病と診断された人の検査数値も改善します。

そもそも、なぜ太るのでしょうか？

肥満とは、ご飯やパン、麺類といった糖質を頻繁（過剰）にとって血糖値が上がるたびに「インスリン」というホルモンが大量に分泌されることによって生じます。

インスリンは〝肥満ホルモン〟という異名をとるほど肥満に直結するのです。

糖質を頻繁（過剰）にとるなどして、いったん小太りになるとインスリンの効き目が悪くなります。インスリンの効き目が悪くなることを「インスリン抵抗性」といいますが、こうなると血糖値を下げるためにより多くのインスリン（肥満ホルモン）を分泌せざるを得ず、ますます太るという悪循環に陥ります。

「インスリン抵抗性」と「インスリン過剰分泌」というダブルパンチによって、どんどん太るわけです。

しかし、糖質制限をすれば、この悪循環を断ち切れます。だから、短期間で体重がストンと落ちるのです。

このように目に見える成果が出るとやる気が高まるので、それだけ継続性は高まります。逆に糖質制限をしている〝つもり〟なのに体重が落ちないと、やる気が下がって挫折しがちです。

実は糖質制限をしているつもりなのに体重が落ちない原因で最も多いのは、「無意識のうちに糖質を含むものを食べてしまっている」というケースです。

本人に糖質を食べている自覚がないのですから、タチが悪い……。

もっとも、糖質は意外なものにたくさん入っていますから無理がないともいえます。

詳しくは巻末の資料を参照していただきたいのですが、よほど気をつけないと糖質を無意識に口にしてしまうような食の環境下で、私たちは暮らしていると〝覚悟する〟ことが最初のステップといえます。

うどんはダメでも、そばならOK⁉

ご飯、パン、麺類といった「主食」には、デンプンという形で糖質が豊富に含まれています。

そのため、糖質制限食では主食をカットすることになります。

ところが、なぜか「うどんはＮＧでも、十割そばならＯＫ」と思い込んでいる人が少なからず

■「うどんはNGでも、そばならOK」は間違い！

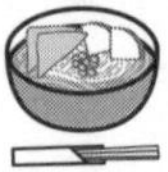

うどん1食（茹でた状態で250g）＝糖質**52**g

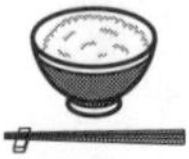

ご飯1杯（150g）＝糖質**55.1**g

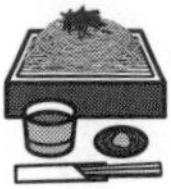

そば1食（茹でた状態で170g）＝糖質**40**g以上

います。十割そばは、そば粉だけで作られており、ほかのそばのように小麦粉をつなぎに使っていないからそう思うのかもしれません。

しかし、その認識は間違っています。

うどん1食（茹でた状態で250g）には、糖質52gが含まれています。ご飯茶碗1杯分（150g、糖質55・1g）と、さほど変わらない大量の糖質を含んでいるのです。

そば粉も糖質のかたまりなので、十割だろうと普通のそばだろうと1食（茹でた状態で170g）で糖質40g以上を含んでいますから、うどんをそばに変えても糖質制限にはなりません。

主食以外にもデンプンを豊富に含むものはたくさんあります。そして、デンプンは砂糖のように強いインパクトの甘さはないので、糖質が含まれていると認識しにくいのです。

砂糖たっぷりの甘いお菓子を食べれば、糖質が多いと誰でもわかります。しかし、塩味や醤油味のせんべいやあられも糖質を豊富に含んでいます。せんべい2枚で糖質10g、あら

■みんな大好き！　魚肉ソーセージの糖質は１本10～12g

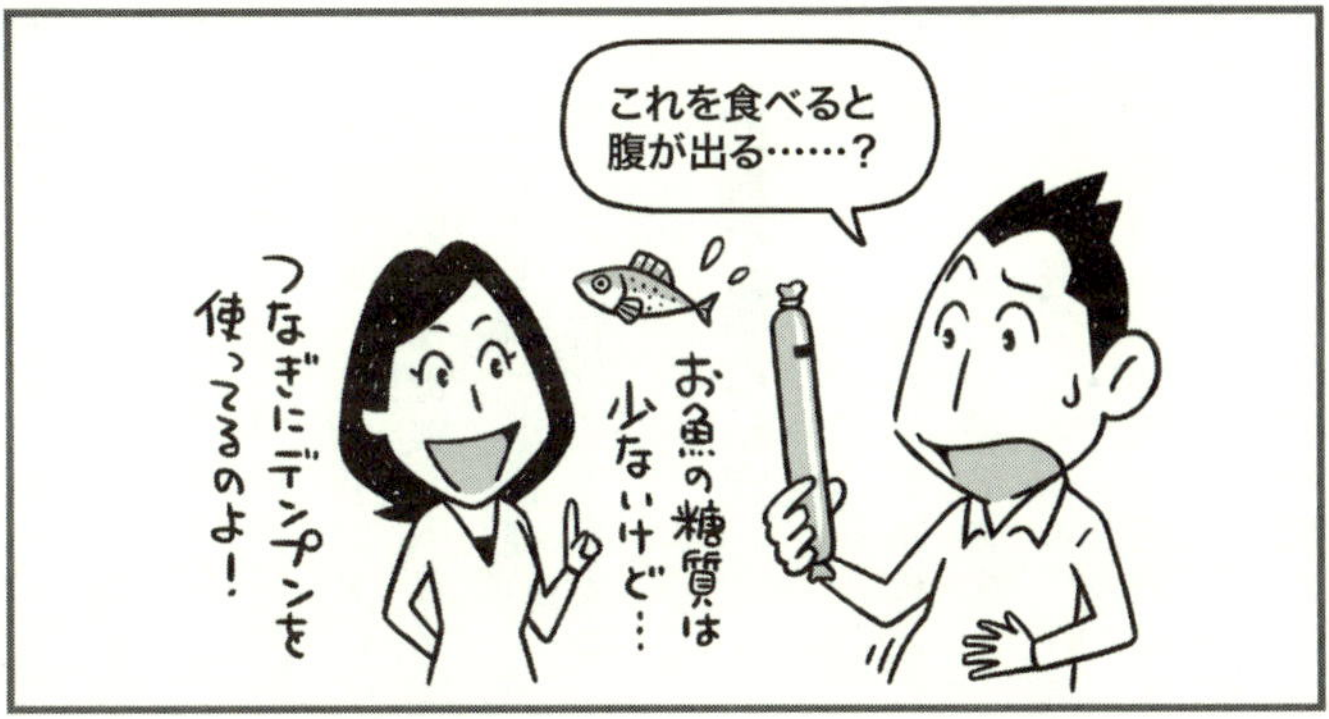
これを食べると
腹が出る……？
お魚の糖質は
少ないけど…
つなぎにデンプンを
使ってるのよ！

れ１食分（17ｇ）で糖質14ｇほどを含むのです。

カロリー制限食で重宝されている低カロリーの春雨《はるさめ》も、デンプンから作られていますから糖質が豊富。中華麺の代わりに春雨を使ったインスタントヌードルは１食当たり１５０kcalほどと低カロリーですが、糖質30ｇ以上を含むのです。

酢の物やサラダに使う春雨１食分（10ｇ）で糖質８ｇが含まれていますから、油断はできません。

加工食品の落とし穴

魚介類は良質のたんぱく質と脂質を含み、ほぼ糖質ゼロ。糖質制限のおすすめ食材です。しかし、魚介類を原料とする加工食品には、つなぎや調味料に糖質を含むものが少なくないので注意が必要です。

多くの人が好きな魚肉ソーセージはつなぎにデンプンを使っていて、１本当たり糖質10～12ｇを含むものが多いです。

サンマの蒲焼き、サバの味噌煮といった缶詰には味つけに砂糖が使われていますから、1缶で糖質10g以上含まれるのが普通です。

ヘルシー食品の代表格である野菜にも地雷が潜んでいます。カボチャやレンコンといった根菜《こんさい》にはデンプンが多いのです。

甘辛い味つけのカボチャの煮物は美味しいので、たくさん食べてしまいがちですが、1食分（カボチャ100g）で糖質24gほど。カボチャのデンプンに加えて、甘辛い味つけの煮汁にも砂糖やミリンといった糖質が入ります。

一方、同じ野菜でも葉野菜のキャベツは100g当たり糖質3・4gと少なめです。しかし、仮に300gも食べるとなると、糖質10・2gになるので注意が必要です。

飲料の落とし穴

飲み物にも、糖質を豊富に含むものが多いです。コーラやサイダーなど甘い清涼飲料水は糖質が多そうだと誰でも思いますが、さほど甘みを感じない飲み物にも糖質が含まれているのです。

たとえば、野菜ジュース。野菜不足を補うために野菜ジュースを飲んでいる人もいますが、100%野菜ジュースでも1本（200㎖）で糖質12〜14gほど。果汁を加えたフルーツミックスタイプだと、さらにたくさんの糖質を含みます。

エスプレッソに牛乳を加えたカフェラテを好んで飲む人も多いですが、大手カフェチェーン店

■「とりあえずビール！」を「とりあえずハイボール！」に

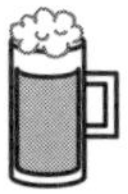

ビール中ジョッキ１杯（500㎖）＝糖質**15g以上**

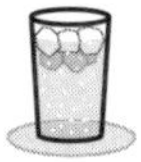

ハイボール（ウイスキー＋炭酸水）＝糖質**ゼロ**！

のグランデサイズ（４７０㎖前後）で糖質20g近く。

　カフェラテには、エスプレッソと牛乳がだいたい１対４の割合で含まれているそうですが、牛乳には「乳糖《にゅうとう》」という糖質が含まれています。

　厚生労働省は１００g当たり糖質５g以下のものを「低糖質食品」としており、牛乳はその定義に当てはまるのですが、一度にたくさん飲めるので要注意です。

　お酒にも糖質は入っています。「とりあえずビール！」のビール中ジョッキ１杯（５００㎖）は、糖質15g以上。飲み会のたびにビールをグビグビ飲んでいると、いずれ〝ビール腹〟になります。

　同じお酒でも、糖質を含まない蒸留酒であるウイスキーを炭酸水で割ったハイボールは、基本的に糖質ゼロ。しかし、市販の缶ハイボールのなかには、砂糖や還元麦芽糖（マルチトール）が入っているものがあります。蒸留酒といえども、原材料や栄養成分表示を確認するようにしましょう。

　このように無意識に糖質をとらないように気をつけるだけで、痩せて健康になる大きなキッカケをつかめるのです。

「レコーディング」で糖質を意識化してみる

無意識に糖質をとらないようにするためのおすすめは、食べた物を書き留めておく「レコーディング」です。

1年間で50kgものダイエットに成功した岡田斗司夫さんが著した『いつまでもデブと思うなよ』(新潮新書)が、2007年にベストセラーとなったことをきっかけに、レコーディングによるダイエット法が流行《はや》りました。

この〝レコーディング・ダイエット〟は、糖質を意識してセーブするためにも有効です。

「何をどれくらい食べたか」をアンケート調査する場合、本人の自己申告だと実際の食事量より20%も過少に申告するといわれます。何もズルをしているわけではなく、それくらい無自覚に食べ物を口にしているのです。

「ぜんぜん食べていないのに、なぜか痩せない」と太めの人が不満の声をよく口にしますが、太っている人ほど過少申告しやすいという報告もあります。

その点、レコーディングをすれば何を食べたかが客観的に把握できるので、糖質の過剰摂取がセーブされやすいのです。

■ちょっと面倒でも「巻末資料」で糖質量をレコーディングしてみよう!

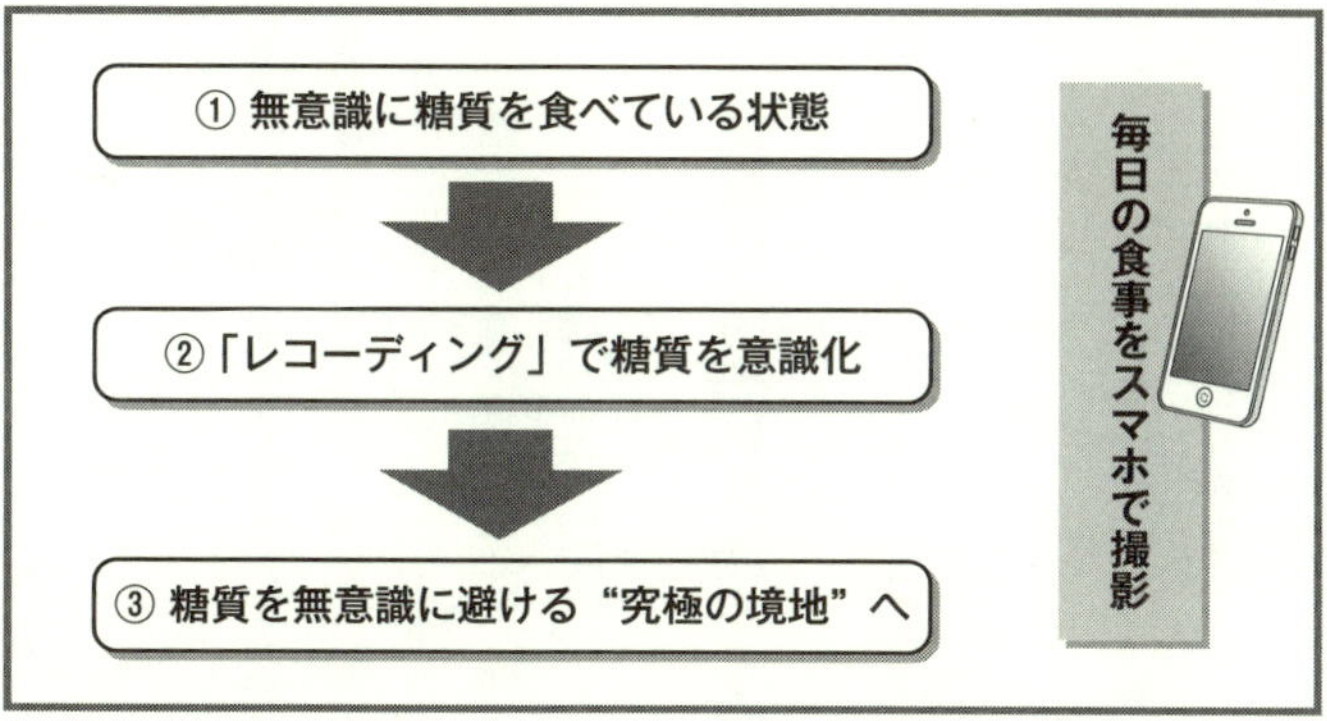

糖質を無意識に避けられる究極の境地

「食べた物を記録するなんて、面倒くさくて続かないよ」と先入観を持ってしまう人がいるかもしれませんが、やってみると意外と手間はかかりません。いつも持ち歩いているスケジュール帳やスマートフォンのメモ機能などを使えば比較的手軽にできるのです。

１日３食に加えて間食が習慣化している人は、その中身もレコーディングしましょう。

もし、その場で書き留めるのが面倒なら、携帯電話やスマートフォンのカメラで、これから食べるものを撮影しておくだけでもいいです。できれば、時間があるときにメモしましょう。

日ごろ食べているものを〝見える化〟して本書巻末の資料と見比べると、知らない間に結構多くの糖質をとっていることに気づかされます。これがレコーディングの目的です。

というのも、カボチャの煮つけのように調味料に糖質が隠れていることもありますし、ミリン、ポン酢、トンカツ（濃厚）ソース、ウスターソース、甘味噌などの調味料を使った料理には大量の砂糖が含まれています。

しばらくレコーディングしていると、どんなものに糖質が多く、何に気をつけるべきかがだんだんわかってきますし、そのこと自体に面白みを見出だすようにもなるでしょう。

そうなればレコーディングをしなくても、自然に糖質制限を実践できるようになります。そうやって糖質を意識化した先に、糖質を自然に避けられる究極の〝無意識化〟の境地までたどり着いたらしめたもの。それ以降はスリムな健康体をずっとキープできるでしょう。

気軽に血糖値を測ってみよう——「尿糖試験紙」

糖質制限を続けるために食事のレコーディングとともに有効なのが、自分の血糖値をレコーディングすること。いまでは比較的簡単に自分で血糖値を測れるツールがあるので、それを使えば手軽にできます。

そもそも糖質をたらふくとって高血糖になったり、高インスリン血症になったりしても自覚症状はありません。自覚がないまま着実に進行するのが、糖質の過多がもたらす害毒の怖いところなのです。

そこで、食後に自分で血糖値を測って、これも〝見える化〟します。糖質をとると、いかに速く大幅に血糖値が上がるか、明確な数値として実感できるようになります。すると、「こんなに血糖値が上がるなら、やっぱり糖質制限をしよう」という意識がさらに高まるようになるのです。

では、実際にどうやって血糖値を測るのか。

いくつかの方法があるのですが、最も手軽なのは「尿糖試験紙」を使う方法です。尿糖試験紙はドラッグストアなどで、数百円ほどで購入できます。

「糖尿病」という病名からわかるように、血糖値が高まると尿にも血糖が漏れ出します。これを「尿糖」と呼びますが、糖尿人でなくても糖尿病予備軍になると食後高血糖によって尿糖が漏れ出します。

尿糖試験紙に尿をかけて一定の時間待つと尿糖のレベルがわかり、そこから血糖値が推定できる仕組みです。

尿糖は、血糖値が１６０～１８０mg／dℓ（腎閾値《じんいきち》）を超えると出現します。血液を濾《こ》して尿のもとを作っている腎臓《じんぞう》では、血糖の99％は再吸収されますが、血糖値が高くなると再吸収が追いつかなくなって尿中に尿糖として排泄されてしまうのです。

尿糖は50mg／dℓ未満が正常、これを上回ると尿糖試験紙で陽性となり、食後の血糖値が１６０～１８０mg／dℓを超えて食後高血糖が起こっていると考えられます。

■「尿糖試験紙」で尿糖を測ってみよう

ステップ1　ドラッグストアなどで尿糖試験紙を購入

ステップ2　空腹時に尿糖を計測（50㎎／dℓ未満が正常）

ステップ3　食事開始2時間後に尿糖を計測して陽性なら、食後血糖値が160〜180㎎／dℓを超えている可能性アリ

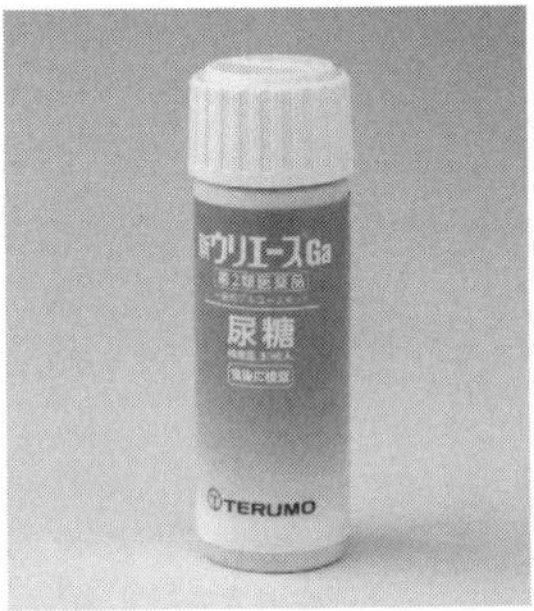

尿糖試験紙「新ウリエースGa」（TERUMO）

■尿糖試験紙の使い方

1．1秒間、試験紙に尿をかける

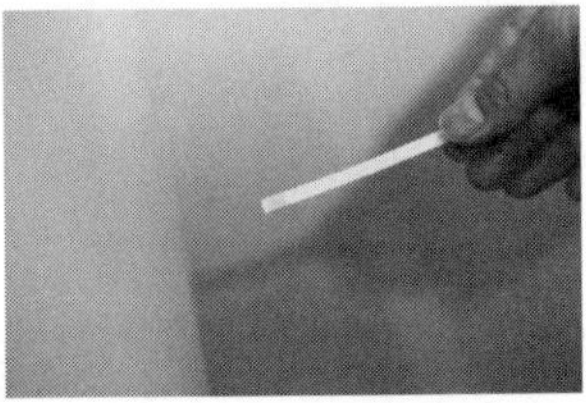

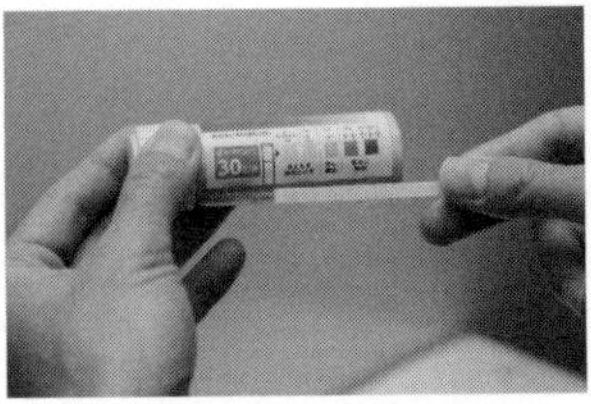

2．尿をかけて30秒後、色調表と比較して判定する

3．判定後、試験紙はそのままトイレへ流す

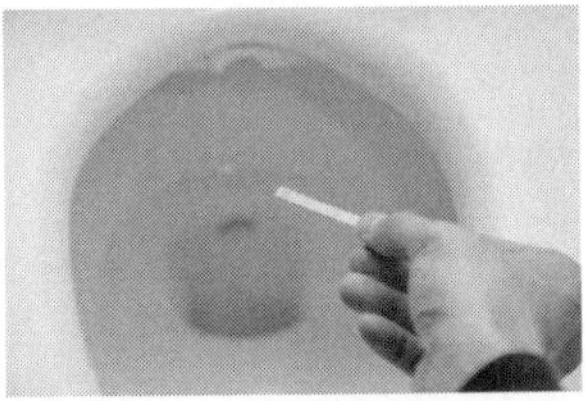

空腹時に尿糖を測って50㎎／dℓ未満であることを確かめたら、食事開始2時間後にもう一度測ります（食事開始2時間後に測定するまでは尿を我慢しましょう）。尿糖陽性なら食後血糖値が160〜180㎎／dℓを超えている可能性があります。

気軽に血糖値を測ってみよう——「血糖自己測定器」

ステップアップして、より正確に自分の血糖値を知るには「血糖自己測定器」を使うといいです。自分で指先に針を刺し、血液を採取して測定する方法です。

「指先に針を刺す」といっても、まったく痛みを感じません。私自身も血糖自己測定器を愛用していますが、私が愛用している測定器本体は3500円、ランセット（穿刺針《せんしはり》）30本とセンサー（自己検査用試験紙）30枚を1箱ずつ購入しても6600円と、数年前の半値以下で手に入るようになっています。

採血は医師の監督と指導のもと看護師などが行うと法律で定められていますが、自分で自分の血液を採って血糖を測るのは法律上なんの問題もありません。血糖自己測定器の本体はネット通販でも買えますし、針やセンサーは調剤薬局などでも購入できます。

「血糖値なら毎年、健康診断で測っているから大丈夫」と思っている人がいるかもしれませんが、健康診断で測るのは食前の「空腹時血糖値」のみ。それだけでは肥満予防と健康維持に重要な意味を持つ「食後高血糖」の有無はわからないのです。

健康診断では、血液中のブドウ糖（英語で「グレープ・シュガー」＝ブドウから発見されたため、そう呼ばれています）が赤血球のなかのヘモグロビンというたんぱく質にくっついた「グリコヘモグロビン」の割合をチェックします。一般にはグリコヘモグロビンのなかで一番多い「ヘモグロビンＡ１ｃ《エーワンシー》」を指標にしています。

「空腹時血糖値」という言葉は知っていても、「ヘモグロビンＡ１ｃ」は知らない人が多いかもしれません。しかし、自分の血糖値を知るうえでは空腹時血糖値より大事な指標といっても過言ではありませんから、一度、健康診断のヘモグロビンＡ１ｃの値を確認してみてください。

ヘモグロビンＡ１ｃは、過去２カ月間の血糖値の平均値です。ヘモグロビンの総量のうち、ヘモグロビンＡ１ｃの量が６・２％未満なら正常とされています。

もっとも、あくまで平均値が正常というだけであり、３食ごとに食後高血糖を起こしていたら、肥満と生活習慣病のリスクはそれだけ高まります。だからこそ自分の食後血糖値を知っておくことが大事なのです。

糖質１gが自分の血糖値をどのくらい上げるか

血糖値は、まず空腹時に測ります。

日本糖尿病学会では１００mg／dℓ未満は「正常型」、１００〜１０９mg／dℓを「正常高値」、１１０〜１２５mg／dℓを「境界型」、１２６mg／dℓ以上を「糖尿病型」としています。

糖尿病型は別の日にもう一度血糖値を調べて、再び異常があれば、医師によって糖尿病と診断されます。境界型とは、正常人でも糖尿人でもないという意味です。

次に、食事をしてから1時間後、2時間後と2回測ります。

２時間後１４０mg／dℓ未満なら正常です。２時間後１４０mg／dℓ以上２００mg／dℓ未満なら正常でも糖尿でもない境界型。しかし、１時間後１８０mg／dℓを超えていると、２時間後の値が正常でも将来的に糖尿病になりやすいので注意が必要です。

なお、空腹時血糖値と食後血糖値の変動が少ない（乱高下しない）ほど体への負担は少なく、健康といえます。

もし、境界型あるいは1時間後１８０mg／dℓを超えていたら、医療機関で「75ｇ経口ブドウ糖負荷試験（75ｇＯＧＴＴ）」という検査を受けて、より正確に「耐糖能」を確認することをおすすめします。耐糖能とは、血糖値を正常に保つためのブドウ糖（グルコース）の処理能力のことです。

75ｇ経口ブドウ糖負荷試験では、まず検査当日まで10時間以上絶食して空腹時血糖値を測ります。その後、「75ｇのブドウ糖」を溶かした飲み物を一気に飲み干し、それから30分後、１時間後、２時間後の血糖値を測ります。

■「血糖自己測定器」で血糖値を測ってみよう

ステップ1　**ネット通販などで「血糖自己測定器」セットを購入**

ステップ2　**空腹時に血糖を計測**

正常型：100mg／dℓ未満、正常高値：100〜109mg／dℓ、境界型：110〜125mg／dℓ、糖尿病型：126mg／dℓ以上

ステップ3　**食後1時間後、2時間後に血糖を計測**

正常値：1時間後180mg／dℓ未満、2時間後140mg／dℓ未満

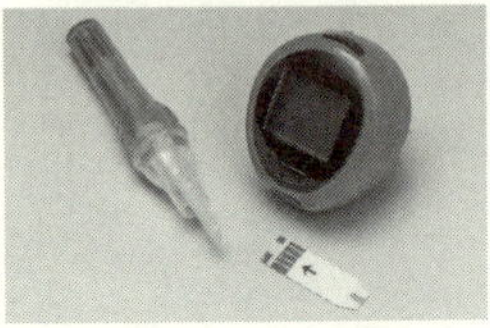

このときにインスリンの値も測っておくと、「インスリン抵抗性」や「インスリン分泌能」が計算できるので、より正確に耐糖能を確認することができます。

一方、すでに糖尿病型になっている人が75gのブドウ糖を一気に飲むこの試験を受けると、必ず高血糖を招くので受けてはいけません。

75g経口ブドウ糖負荷試験では、2時間後の値が140mg／dℓ未満なら「正常型」、200mg／dℓ以上なら「糖尿病型」、どちらにも当てはまらないなら「境界型」となります。

日ごろから自分が食べた糖質の量を正確に把握していれば、糖質1g当たりで自分の血糖値をどれくらい上げるかがわかります。

健常人は糖質1gで通常0・5〜1・0mg／dℓ、遺伝や生活習慣に起因する「2型糖尿病」の糖尿人は3mg／dℓ程度上がるといわれていますが、年齢や体格、体質などによって血糖値の上がりやすさには個人差があります。

■「血糖自己測定器」の使い方

１．手を洗って乾かす（石鹸や消毒は不要で水洗いだけでＯＫ）

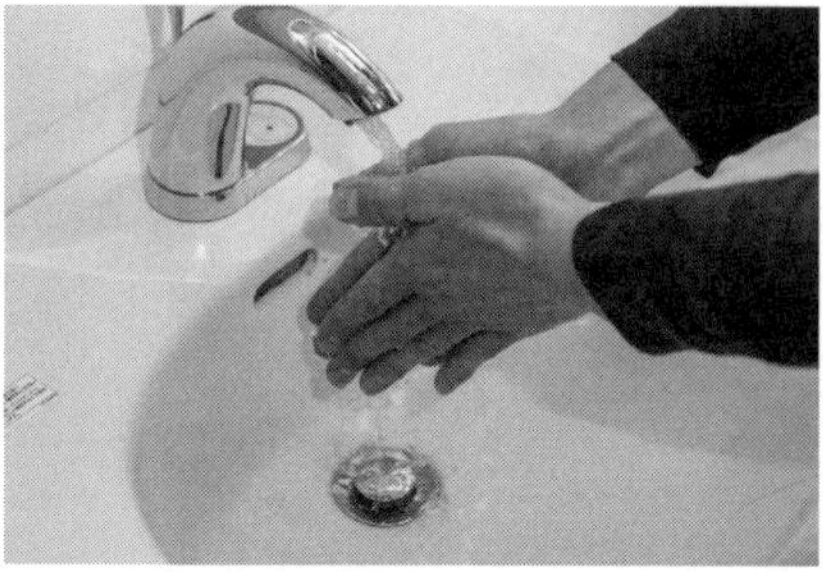

２．指先に針（穿刺針）を刺す

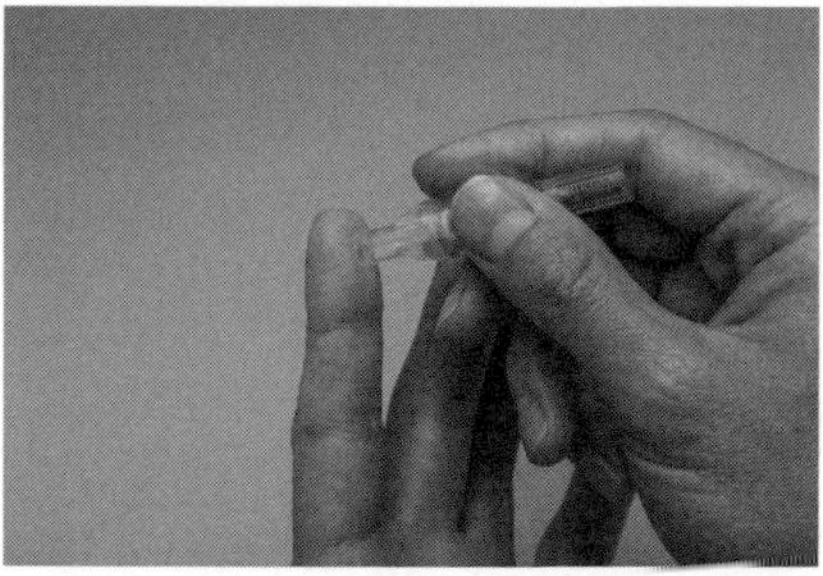

３．採取した血液をセンサー（自己検査用試験紙）で測定

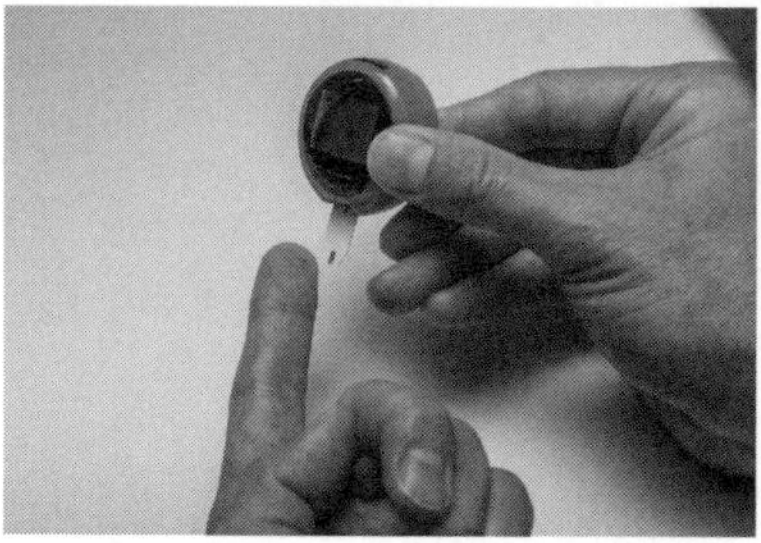

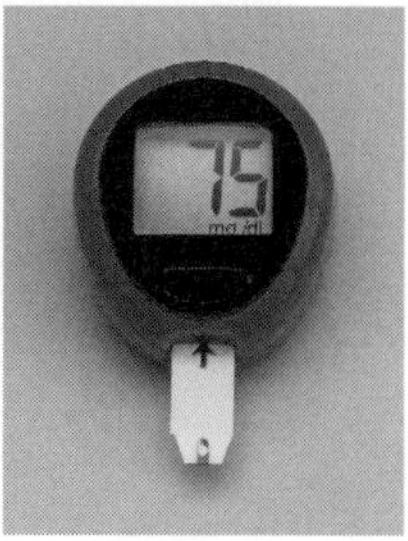

糖質1gで血糖値がどのくらい上がるかを把握しておくと、その後の糖質制限と血糖のコントロールがうんとしやすくなります。

空腹時血糖値が100㎎／㎗の人が、ご飯茶碗1杯（150g）で糖質55gをとり、1時間後か2時間後に182㎎／㎗で血糖値がピークを迎えたとしたら、糖質1gが血糖を1・5㎎／㎗上げると推定されます。

食後2時間値が安全圏の140㎎／㎗を超えないようにするには、「140－100÷1・5≒26g」が一度にとっても大丈夫な糖質の上限値となるのです。

第2章

実践！　炭水化物好きの〈もどき〉糖質制限法

「炭水化物好き」でも続けられる糖質制限法

炊きたてのご飯、焼きたてのパン、熱々のパスタ、口でとろけるロールケーキ、キンキンに冷えたビール……いずれも美味しいですよね。しかし、デンプンや砂糖など糖質が盛りだくさんですから、糖質制限するには控えるしかありません。

こういう話をすると「ご飯やパンが食べられないなんて無理」とか「〝メンクイ〟なのでラーメンやパスタがないと生きられません」などという人もいます。

そもそも「糖質が嫌い」という人は世の中にまずいません。私も含めて糖質制限を続けている人も、決して糖質が嫌いなわけではないのです。

ちょっと厳しいことをいわせてもらうと、糖質好きを言い訳にしている人は、結局「好き嫌い」を持ち出して糖質制限をしない理由を見つけ、〝やらない自分〟を納得させたい気持ちが強いように思えます。

ところが、糖質制限を巡る食事情は急激に進展しています。私たち高雄病院がスーパー糖質制限食を提案した1999年と現在では、状況がまるで変わっています。

糖質制限食が広まったおかげで、パンや麺類などの主食、それにスイーツやお酒などの嗜好品も、市販の〝低糖質食〟がいろいろと手に入るようになっているのです。

低糖質食が出回りはじめた頃は首を傾げたくなる商品が多かったのですが（つまりマズイということですね）、試行錯誤を重ねて驚くほど美味しい低糖質食が手に入るようになっています。ブラインドテストで食べ比べをしても、糖質入りの本物と遜色のないレベルに達しているものが増えてきたのです。

コンビニでも低糖質食が手に入る

手前味噌になりますが、私が監修しているインターネット通販『糖質制限ドットコム［京都高雄倶楽部］』で手に入る低糖質食品を例に説明しましょう。

定番商品「おいしい糖質制限パン」は1個（約45g）で糖質2・5g。普通のロールパン1個（30g）は通常、糖質14gですから、重量当たりの糖質量は8分の1以下に抑えられています。

同じく手打ち生パスタ「糖質制限パスタ」は、1食（100g）で糖質9・0g。一般的な生パスタ1食（100g）は糖質26・9gですから、重量当たりの糖質量は約3分の1に抑えられています。

さらにチョコレート味のロールケーキ「とろけるショコラロール」は、100g当たり糖質3・0g。通常のロールケーキが1個（68g）で糖質15・6gですから、重量当たりの糖質量は7分の1以下に抑えられています。いずれも本物と変わらない美味しさです。

いまでは大手コンビニでも低糖質パンなどが手に入るようになり、低糖質食品が買えるところはたくさんあります。ビールだって国内の大手ビール会社から「糖質ゼロ」のビール系飲料が軒並み発売されており、すっかり定着しています。

いまの日本はもはや糖質好きを言い訳にできないほど選択肢が増えて、糖質制限食にとって追い風の吹く、いい時代になってきたのです。

〝ご飯もどき〟で美味しく糖質制限

市販の低糖質食に頼らなくても、自炊すれば〝主食もどき〟がわりと手軽に楽しめます。そこで、ご飯、麺類、パンという順番で、それぞれの主食の代わりになる低糖質食の調理法を紹介したいと思います。

まずはご飯から。「木綿豆腐」「白菜」「カリフラワー」「エノキタケ」を、それぞれ〝ご飯もどき〟にします。

気になる糖質の含有量は100g当たり木綿豆腐1・2g、カリフラワー2・3g、白菜1・9g、エノキタケ3・7gです。

木綿豆腐は、清潔なふきんなどを使って水気を搾《しぼ》ってから、手でもみ砕いてご飯のような粒状にします。さらにフライパンでから煎《い》りして水気を飛ばしてパラパラに仕上げると丼物、チャーハン、カレーなどにご飯代わりとして使えます。また、から煎りしているので保存容器に入れておけば、冷蔵庫で2、3日は保ちます。

白菜は、茎の部分を使います。ご飯粒サイズに細かく切り揃《そろ》えたら、1～2分茹でてザルに上げて水気を切り、冷めたらさらに水気を搾ります。

カリフラワーは、太い茎の部分を除いて、つぼみとつぼみに近い細い茎の分だけを使います。小房に切り分けて茹でたらザルに上げて水気を切り、まだ熱いうちにフォークの背などを使って潰さないようにご飯粒サイズにほぐしておきます。

エノキタケは、根元の部分を切り落として掃除をして、ご飯粒サイズに刻んでほぐしたら、さっと茹でてザルに上げて水気を切り、広げて冷まして水気を飛ばしましょう。

それぞれ、たいした面倒もなくご飯代わりの低糖質食ができます。

〝麺もどき〟で美味しく糖質制限

次は麺類です。使うのは「糸コンニャク」。1～2分茹でて臭みを抜いてから、ザルに上げて水気を切れば準備完了と至って簡単です。

コンニャクは限りなく糖質ゼロに近いので、糖質制限食で重宝します。

あとは通常の麺類と同じように調理すれば、ラーメン、パスタ、焼きそばといろいろなスタイルで味わえます。コンニャクはあまり消化がよくありませんから、ツルツルと飲み込まず、よく嚙んで味わうようにしましょう。

よく嚙むようにして咀嚼の回数を増やせば、それだけ早食いを防ぎ、食べすぎにブレーキをかけられます。糸コンニャクは、米粒サイズに細かく刻むとご飯代わりにも使えます。

〝パンもどき〟で美味しく糖質制限

最後はパンです。低糖質の代用パンでも十分美味しいのですが、自分で作る場合、糖質が多い小麦粉の代わりに「おから」「大豆粉」などを使います。

小麦粉は、含まれるたんぱく質（グルテン）の質と量によって、「強力粉」「中力粉」「薄力粉」と3つに分かれます。

パンやピザなどを作るときに使う強力粉は100g当たり糖質69g、うどんなどを作るときに使う中力粉は同糖質72g、天ぷらやお好み焼きを作るときに使う薄力粉は同73gと糖質を豊富に含みます。

おからは、大豆から豆腐を作るときに豆乳を搾った残りかすですね。残りかすというとあまりイメージがよくありませんが、「残り物には福がある」という諺《ことわざ》の通り、食物繊維、カルシウム、カリウムといった大豆の栄養素が豊富に含まれています。

おからは生1カップ（１００g）で、糖質はわずか2・3g。スーパーマーケットなどで、安価で手に入るのも嬉しい点です。パンのほか、私のような関西人が大好きなお好み焼きやチヂミなどの粉モノも、おからで美味しく作れます。

おから蒸しパン

＊糖質5.4g　359kcal

【材料】

おからパウダー　30g

無調整豆乳　200cc

卵　1個

バター　10g

ラカント　10g

【作り方】

① バターを湯煎して溶かして耐熱容器の内側に薄く塗る

② 全材料を混ぜ合わせる

③ ②を耐熱容器に入れて表面をなだらかに

④ 電子レンジで③を5～10分加熱

⑤ 適当な大きさに切り分ける

※生おからの場合は100g、無調整豆乳70cc、そのほかは同じ分量で電子レンジの加熱を長めにしましょう。

大豆粉パンケーキ

＊糖質19.9g（4～5枚分）997kcal

【材料】

大豆粉　70g
グルテン粉　20g
ラカント　30g
ベーキングパウダー　５g
無糖ヨーグルト　50g
たまご　１個
オリーブオイル　50g
豆乳　120cc

【作り方】

①　粉類をボールに入れて泡立て器で混ぜる
②　無糖ヨーグルト、卵、豆乳を混ぜる
③　①に②を加えてオリーブオイルを加えてさらによく混ぜる
④　テフロン加工のフライパンに③を流し入れてフタをして弱火で焼く
※表面にプツプツ穴が空いてきたら裏返してさらに焼く
⑤　つまようじを刺して生地がついてこなければ完成！

第 3 章

実践！　炭水化物好きの〈外食〉糖質制限法

外食の糖質制限法——和食

「外食が多くてダイエットできない」という人も多いようです。しかし、外食でも、NG食品とOK食品を見極めてひと工夫すれば、十分に糖質制限を実践できます。

まずは、身近な和食を例に説明しましょう。

ユネスコ無形文化遺産に登録された和食は、世界的には〝ヘルシーフードの王様〟のような扱いを受けていますが、実のところ砂糖やミリン、甘味噌など、糖質を多く含む甘辛い味つけをすることが多いので要注意です。

和食は淡白な味わいの白ご飯に合わせるため、主菜と副菜の糖質と塩分の量が多くなりがちなのです。魚や野菜の煮物、照り焼きや西京焼などは糖質（砂糖）過多になりやすいので注意しましょう。

また、和食の顔ともいえる寿司は、低カロリーで低脂質ですが、しゃり（酢飯）にご飯のデンプンと砂糖がダブルで含まれている代表的な高糖質食です。

握り寿司は通常、2貫で糖質15g前後。1人前10貫ならトータルで糖質75gと、ご飯の大盛り（200g）に匹敵する糖質量なのです。

天ぷらはエビやアナゴ、シイタケ、ナスといった食材自体は糖質をほぼ含まないのですが、天ぷら粉をつけて揚げるとその糖質をとることになります。

天ぷらの糖質量は、ひとつで3〜4gが目安。好物なら1、2個食べるのは構わないですが、たくさん食べるときは面倒でも衣を外すしかありません。

かき揚げは1食分で糖質15g以上を含みますからパスしてください。また、甘い天つゆは糖質が多いのでつけすぎないようにしましょう。

外食の糖質制限法——洋食

外食で糖質制限を実践するには、どこのビジネス街にもあるような普通の定食店が便利です。刺し身、鶏肉、青魚の塩焼き、青菜の胡麻和えといったシンプルな主菜と副菜を選べば糖質制限食の出来上がり。

ただし、定食のご飯は断ります。その代わり、豆腐、納豆、おひたしといった小鉢を追加するとお腹が満たされ、栄養バランスも保たれます。

和食に比べると、洋食系のレストランは味つけにあまり砂糖を使わないので、パンやパスタ、甘いデザートなどを避けるようにすれば、和食に比べて糖質制限をしやすいです。

洋食でも定食についてくるご飯やパンはパスします。主菜は牛肉ステーキ、豚肉や鶏肉のソテーなどをチョイス。つけ合わせのフライドポテトやマッシュポテトなどはイモ類で糖質（デンプン）が豊富なのでパスします。
トンカツやエビフライなどの揚げ物は衣に糖質が入っていますから、3分の1ほど食べたら、残りは衣を外して食べるようにしましょう。

揚げ物のなかでもコロッケは、ジャガイモというデンプンの固まりに衣をつけて揚げているため1個当たり糖質13gほど。食べるなら少量に留めます。

クリームシチューやビーフシチュー、グラタンなどは小麦粉でとろみをつけているので1食当たり糖質20g前後が入っています。

また洋食の定番ハンバーグは、つなぎを使わないタイプなら糖質はほとんど含まれませんが、つなぎに小麦粉やパン粉を使うタイプだと糖質15g前後なので気をつけてください。

トンカツソース、中濃ソース、ウスターソース、ドミグラスソース、トマトケチャップといった糖質が多い調味料をかけすぎないようにすることも大切です。

外食の糖質制限法――フレンチ、イタリアン、中華

フレンチも洋食店と同じようにシチューやグラタンを避けて、パンとデザートもパスします。

前菜ならフォアグラ、テリーヌ、ラタトゥユ（野菜煮込み）、魚料理なら鮮魚のポワレ（フライパン焼き）や香草焼き、海鮮鍋のブイヤベース（スープ）、肉料理ならステック（ステーキ）、

鴨のコンフィ（オイル煮）、仔牛・仔羊・ジビエのグリルやローストは、いずれも糖質オフ。

デザートは、チーズに代えてもらうといいでしょう。ワインは料理の内容に合わせて糖質の少ない辛口の赤ワインか辛口の白ワインをグラス１、２杯程度嗜《たしな》むくらいはＯＫです。

イタリアンはパスタ、ピザ、リゾットといった主食系とデザートをパスすれば、あとは糖質ゼロのオリーブオイルやバターを使った料理ですから、総じて糖質制限に向いているといえます。

前菜なら生ハム、カルパッチョ、野菜料理はミネストローネ、バーニャ・カウダ、魚料理は煮込み料理のアクアパッツアやフリット（フライ）、肉料理はミラノ風カツレツ、卵液とチーズで下味をつけて焼いたピカタ、仔牛の骨付きすね肉を煮込んだオッソブーコなどがあります。こちらもワインを適量楽しんでください。

案外難しいのが中華（中国）料理です。

日ごろの食生活が医療に通じるという「医食同源」の中国料理は体によいイメージもありますが、糖質制限にはあまり向いていません。

チャーハン、おかゆ、ラーメン、焼きそばといった主食、杏仁豆腐やゴマ団子などのデザート以外にも、赤丸要注意メニューがたくさんあります。

小麦粉で作った皮を使う餃子《ぎょうざ》や焼売《しゅうまい》などの点心、デンプン質の片栗粉でとろみをつけた八宝菜やエビチリなどの料理は、糖質が多いので食べすぎないようにしましょう。酢豚は１食分で糖質38ｇ以上、餃子は５個で糖質20ｇ近くを含んでいます。

糖質が少なめのメニューは麻婆豆腐《マーボーどうふ》、青椒肉絲《チンジャオロウスー》、回鍋肉《ホイコウロウ》などがあり、いずれも1食当たり糖質10g前後で済みます。棒々鶏《バンバンジー》、青菜の塩炒め、卵スープといったシンプルなメニューも糖質制限には向いています。

第 4 章

実践！　炭水化物好きの〈3食〉糖質制限法

糖質制限の食生活をパターン化してみよう

自分自身では気づいていないかもしれませんが、30代を越えると生活のリズムはパターン化しているといわれます。ご飯やパンなどを当たり前のように食べるなど、糖質過多でパターン化している食生活をリセットし、糖質制限の食生活をいかにパターン化できるかが勝負どころです。でも、難しく考えなくても大丈夫。〝ヒトは習慣の生き物〟ですから、一度糖質制限をパターン化してしまえば、あとはレールの上を走るように継続しやすいからです。

そもそも食事は生活のリズムだけでなく、住んでいる場所や働いている場所によって、ある程度の決まりきったパターンがあります。これを逆手にとって、スーパーやコンビニ、ファストフード、定食店、洋食店など、いつどこで何を買って食べるかをある程度パターン化すると糖質制限を習慣化できます。

そこで本章では朝、昼、夜の3食に分けて、具体的に糖質制限をパターン化してみましょう。

糖質制限のパターン化――朝食

朝食は自宅で食べる人がほとんどでしょう。ご飯、焼き魚、おひたし、味噌汁といった和食、トースト、ハムエッグ、野菜サラダ、コーヒーといった洋食。

どちらにしてもご飯とパンという主食に多くの糖質が含まれます。しかし、それ以外の主菜と副菜には、糖質がさほど含まれません。


和食ならご飯の代わりに冷や奴や納豆を、洋食ならトーストの代わりにハムエッグの卵とハムを倍増します。


洋食では、オレンジジュースなどの果汁ジュースに糖質が多いので要注意。カフェオレも糖質がやや多くなりますから、低糖質の無調整豆乳で作る「ソイ（大豆）オレ」にするといいです。

1日3食とも糖質制限する「スーパー糖質制限食」では、1食当たり糖質10〜20gに抑えますから、ご飯もパンもパスします。しかし、第6章で紹介する1食20〜40g、1日130g以内に糖質を抑える「ゆるい糖質制限食」なら、ご飯は茶碗半分、食パンは8枚切り1枚くらいならOK。コンビニでも市販されている糖質制限パンなら、糖質量が少ないので、普通のパンと同じ量を食べられます。

私の朝食はというと、スーパー糖質制限食に切り替えるはるか以前、34歳のときから30年以上、ブラックコーヒーに生クリームを入れて飲むだけ。〝ほぼ朝食抜き〟というわけです。

1日3食にこだわらず、朝食は抜いてしまう手もあります（154ページ参照）。俗に「朝食でご飯やパンなど糖質を食べないと血糖値が上がらないから頭が働かない」といわれますが、これは真っ赤なウソですから心配無用です。

■朝食で糖質オフ！

●和食なら……

ご飯、焼き魚、おひたし、味噌汁

➡　ご飯を「冷や奴」「納豆」に代える！

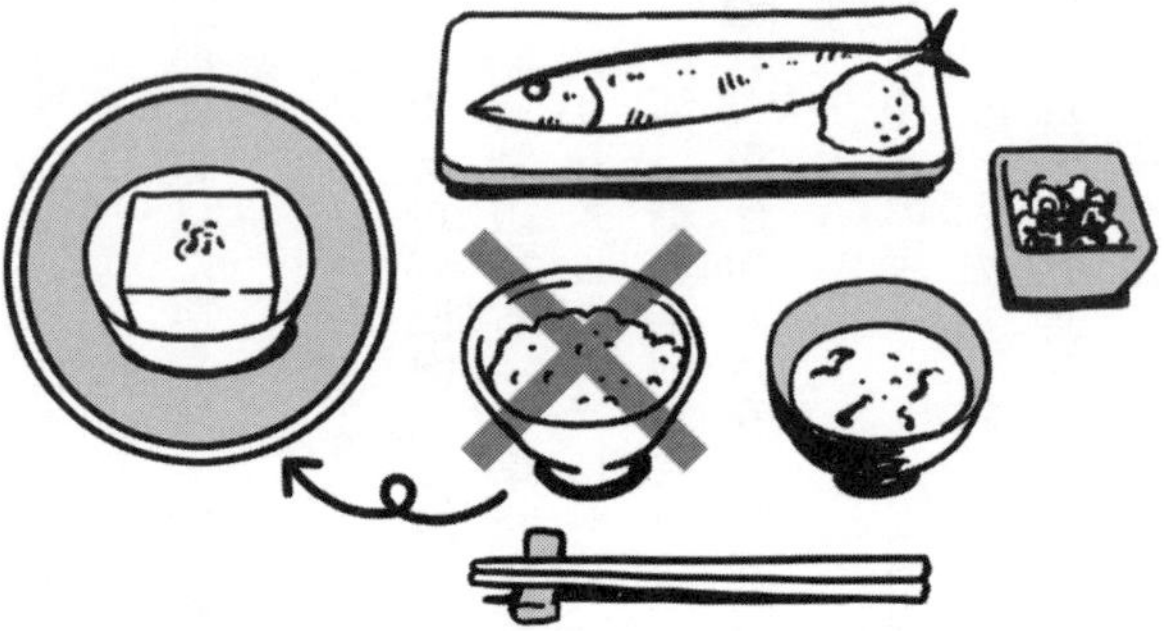

●洋食なら……

トースト、ハムエッグ、野菜サラダ、コーヒー

➡　トーストの代わりにハムエッグの卵とハムを倍増！
（＋《プラス》ソイオレ）

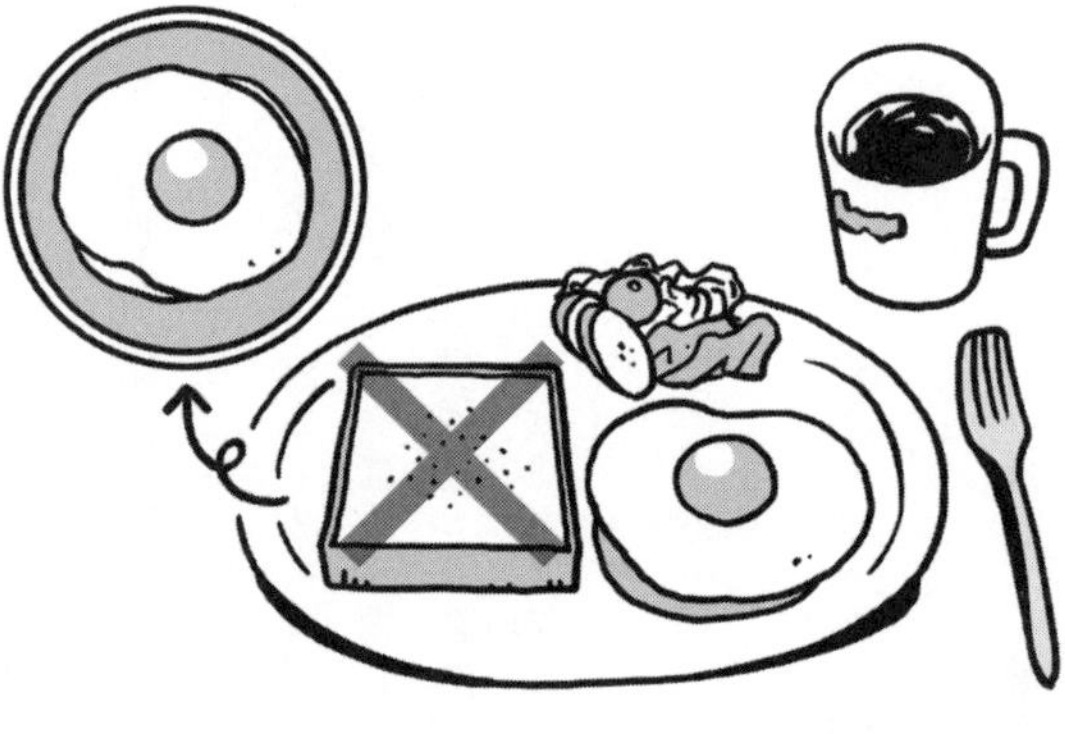

※そもそも朝食は抜いてしまってもＯＫ！　体脂肪燃焼効果がアップ

寝ている間や朝の空腹時でも「グルカゴン」「コルチゾール」「成長ホルモン」といった各種ホルモンの作用で肝臓が糖質（ブドウ糖）を作り、体内の血糖値を常に平常レベルにキープしているのです。

また、朝は自律神経（交感神経・副交感神経）のうち、活発に動くときに活性化する交感神経のほうが優位になって「アドレナリン」というホルモンが分泌され、やはり血糖値と体温を上げます。

寝ている間はずっと絶食していますから、その間はエネルギー源として体脂肪が燃えています。朝食を抜くと昼食までさらに5時間ほど体脂肪が燃えますが、朝食で糖質をとった瞬間、血糖値が急上昇。インスリンが大量に追加分泌され、体脂肪の燃焼をストップしてしまうのです。

糖質制限のパターン化――昼食

「糖質制限で一番困るのは昼食だ」という声をよく耳にします。

何かと忙しいビジネスパーソンに人気なのは、手早く食べられる牛丼、カツ丼、親子丼、天丼、カレーライス、ハヤシライスといった丼物。

しかし、「うどん＋ミニ天丼」のようなセットは、１食でゆうに糖質１００g以上。また、「ハンバーガー＋フライドポテト＋コーラ」のようなハンバーガーショップのセットメニューも糖質が非常に多いので、手を出さないようにしましょう。

では、昼食で何を食べたらいいのでしょうか？

頼れるのは、意外にもコンビニです。とはいえ、コンビニ弁当やおにぎりと緑茶のセット、カップラーメンやパスタ、サンドイッチと野菜ジュースのセットのような組み合わせだと、糖質過多になります。

選ぶべきは、「総菜」や「サラダ」。そこから3〜5品選ぶようにするといいです。

たとえば、蒸し鶏サラダ、豚シャブサラダ、海老マヨサラダなど。シンプルな野菜や海藻類のサラダに、茹《ゆ》で卵、生ハム、ソーセージ、ツナ缶などのたんぱく源をトッピングして、ボリュームのあるおかずサラダにするのもいいです。それに豚汁や野菜スープを追加すれば、お腹も満たされ、栄養バランスも整います。

サラダではポテトサラダやマカロニサラダ、スープではポタージュやチャウダーのように、〝とろみがついたもの〟は糖質が多いので手を出さないようにしましょう。

もし生活圏に牛丼チェーン店『すき家』があるなら、「牛丼ライト」がおすすめです。白米の代わりに豆腐を使っていて、同店によると並盛は「炭水化物16・1g」と糖質制限的にもOK。これに納豆と豚汁、鮭の塩焼きなどを組み合わせるのもいいでしょう。ただし、豚汁の「里芋」は糖質が豊富なのでパスしてください。

寒い季節には、レジ横にある「おでん」が頼りになります。

■昼食で糖質オフ！

●コンビニで……

サラダ＋たんぱく源（茹で卵、生ハム、ソーセージ、ツナ缶など）＋汁物（豚汁、野菜スープなど）

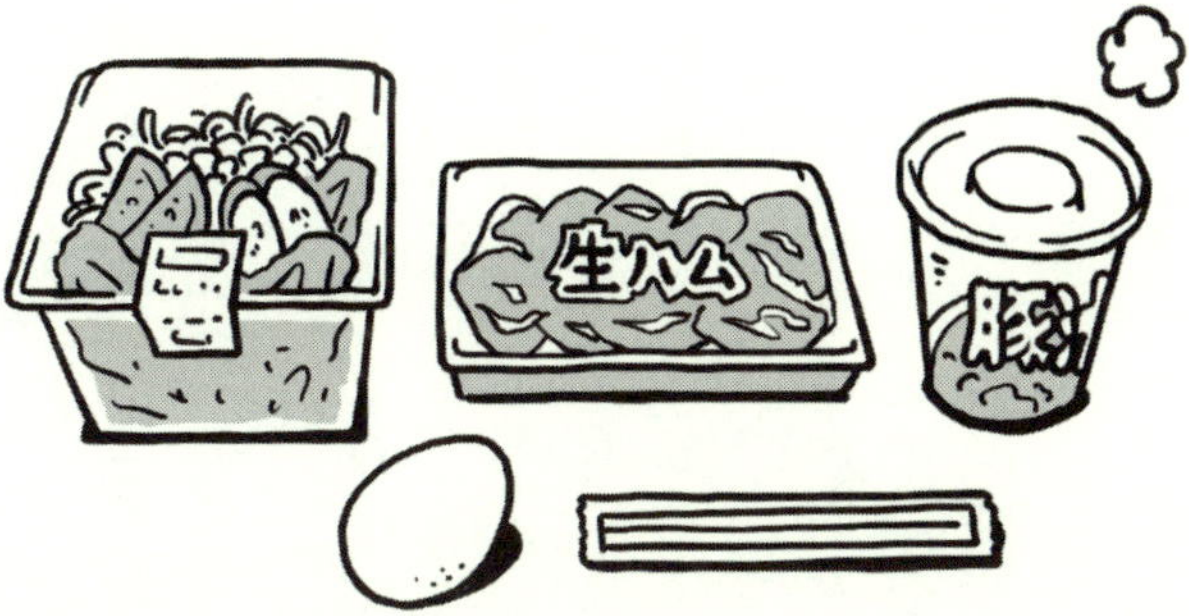

※ポテトサラダやマカロニサラダ、ポタージュやチャウダーはNG

●寒い時期なら……

おでん！

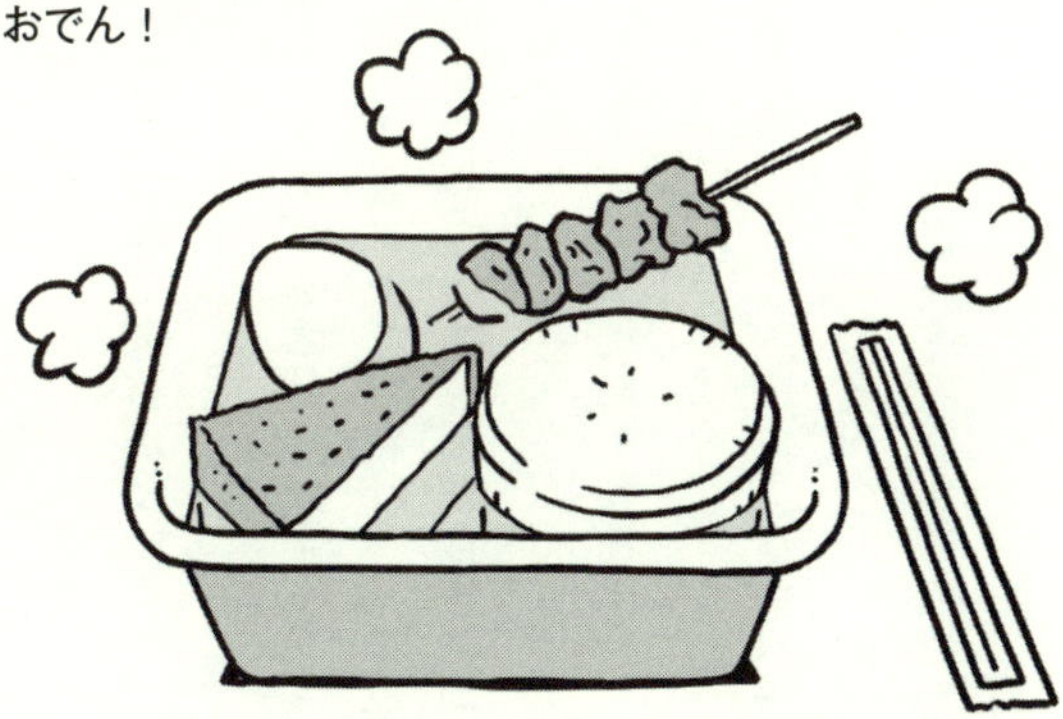

※ちくわぶ、餅入りのきんちゃく、つゆの飲みすぎはＮＧ

ちくわぶや餅入りのきんちゃくなどを除くと、ゆで卵、大根、厚揚げ、焼き豆腐、がんもどき、つみれ、コンニャク、牛すじ、ロールキャベツといったおでん種はいずれも糖質が少ないです。それでいてたんぱく質、脂質、食物繊維などをまんべんなくとれます。

スープ代わりにつゆも飲み干したくなりますが、甘い味つけのつゆは糖質が多いので、飲まないようにしましょう。

コンビニで売られている商品のほとんどには、栄養成分表示があります。スマートフォンの計算機能を使って、その場で糖質の含有量をカウントしながら、1食当たり糖質10～20gに抑えるスーパー糖質制限食、あるいは1食当たり糖質20～40gに抑えるゆるい糖質制限食といったそれぞれのルールに則って、ゲーム感覚で糖質制限を楽しむといいでしょう。

栄養成分表示に糖質が「炭水化物」として表示されていたら、「炭水化物－食物繊維＝糖質」として計算するようにします。

ビジネス街では主菜、副菜、汁物などが、ブッフェ形式で好きに選べるランチが食べられるレストランも増えてきています。少々値は張りますが、せっかくですから糖質が少ない肉類、魚介類、豆腐といったたんぱく源、不足しがちな野菜、海藻類、キノコ類などを満足するまで食べるようにしてください。

私自身もホテルのランチブッフェをよく利用しています。

糖質制限のパターン化――夕食

夕食は、外食でも自宅でも「鍋」がおすすめです。寄せ鍋、水炊き、ちり鍋、ちゃんこなど、どれも調理が簡単ですし、肉類、魚介類、豆腐、野菜、海藻類、キノコ類など低糖質の食材を好きなだけ入れられて、たんぱく質、脂質、ビタミン、ミネラル、食物繊維といった必要な栄養素をバランスよくとれます。

味つけは、砂糖やミリンなどの糖質を控えて出汁《だし》、醤油《しょうゆ》、塩などでシンプルにしましょう。市販の鍋の素やポン酢には糖質が多いので使わないようにします。

また、スープを適量飲むのは構いませんが、飲みすぎると塩分の摂取が多くなってしまいます。むろん〆《しめ》にご飯を入れて雑炊にしたり、うどんやきしめんなどの麺類を入れて食べたりするのは御法度です。

鍋物で要注意なのは、すき焼き。砂糖とミリンをたっぷり使いますから、糖質過多になってしまいます。牛肉を食べたいなら、しゃぶしゃぶにするといいです。

もし自宅ですき焼きを食べるなら、砂糖の代わりに天然の低糖質甘味料「エリスリトール」を使って味つけするのがおすすめです。

一方、外飲みをするなら居酒屋か焼き鳥店がいいです。いずれも単品メニューから糖質制限に

■夕食で糖質制限！

●外食でも自宅でも鍋が便利

寄せ鍋、水炊き、ちり鍋、ちゃんこなど、どれも調理が簡単で、肉類、魚介類、豆腐、野菜、海藻類、キノコ類と低糖質

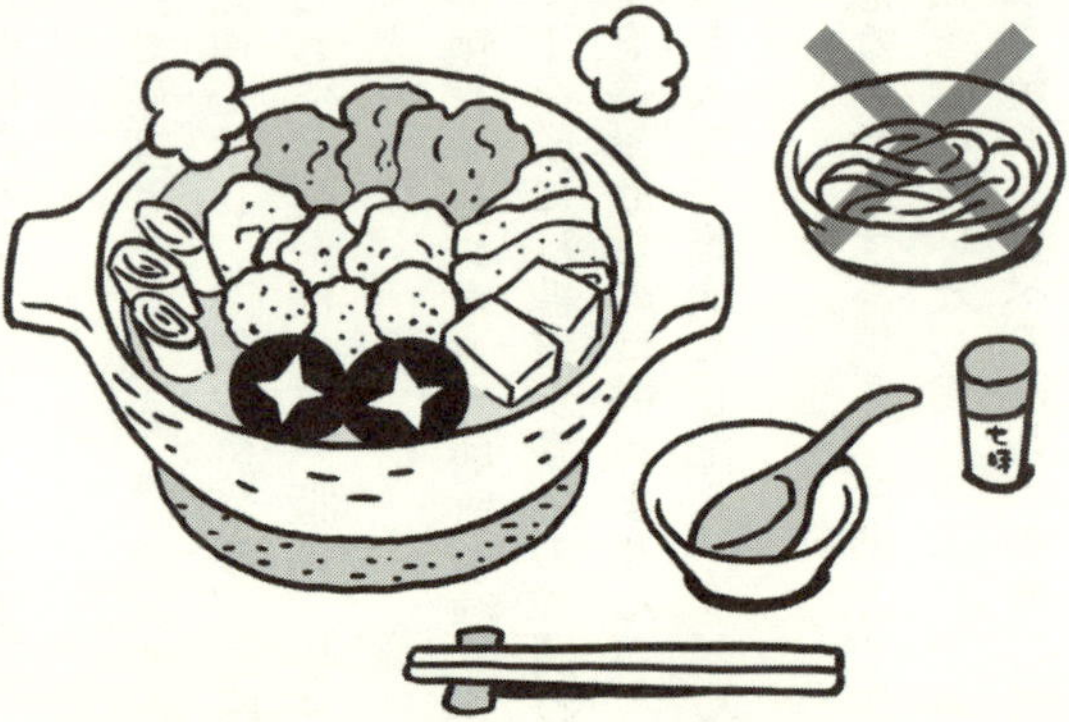

※市販の鍋の素やポン酢には糖質が多いのでＮＧ

●外食なら居酒屋か焼き鳥店

糖質を含まない食べ物＆飲み物で楽しもう！

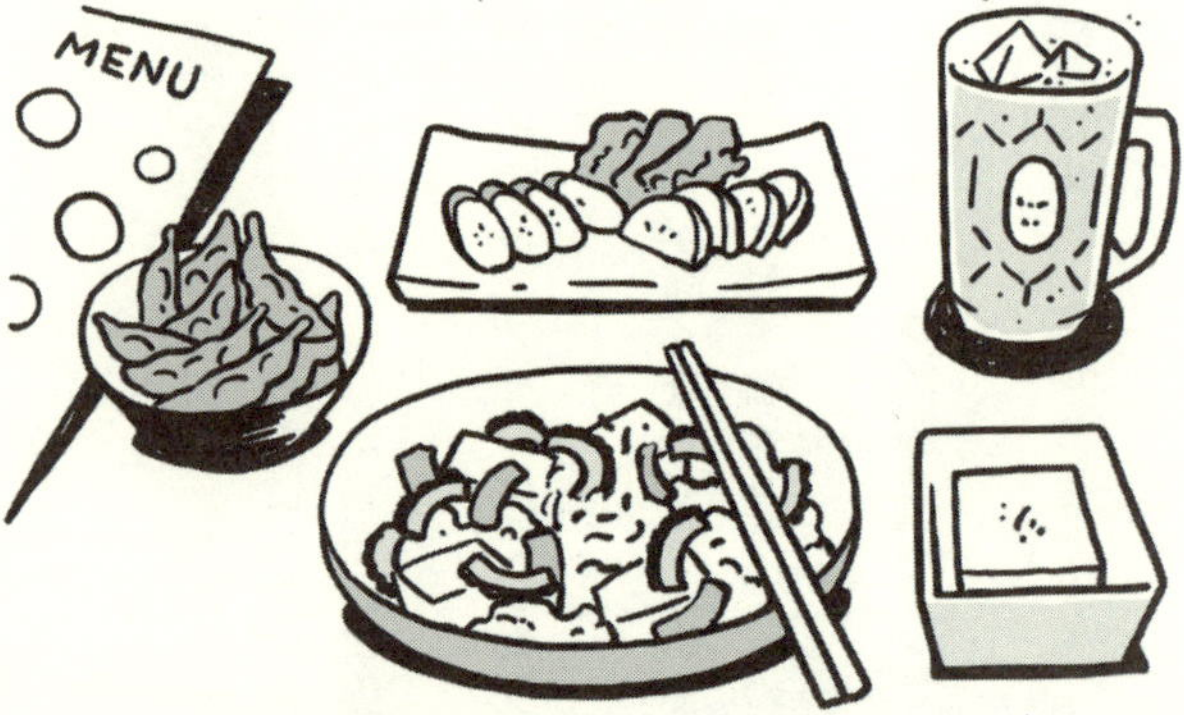

適したものを選べるからです。

たとえば、枝豆、冷や奴、シーザーサラダ、オニオンスライス、漬け物の盛り合わせ、刺し身、焼き魚、焼き鳥、ゴーヤチャンプルー、牛サイコロステーキなどは、いずれも低糖質のメニューです。唐揚げ、揚げ出し豆腐、アジフライといった揚げ物も少量ならＯＫですが、衣が分厚いときは外したほうがベターです。

飲み物は糖質が多いビールや日本酒、甘いカクテルはパスして、糖質を含まない焼酎の水割りや緑茶割りか、ウイスキーを炭酸水で割ったハイボールがおすすめです。

気をつけたいのはポテトサラダ、コロッケ、肉じゃが、筑前煮、カボチャの煮つけ、ゴボウやニンジンのきんぴら、味噌田楽、魚の煮つけや西京焼きといった糖質が多いメニュー。

〆の焼きおにぎり、焼きそば、茶そばなどはパスして、その分、低糖質のメニューを楽しみましょう。

焼き鳥は、砂糖とミリンが入った甘い「タレ」ではなく「塩」で頼めば、ネギマ、砂肝、レバー、ハツ、ぼんじり、皮、軟骨、つくね、手羽先、それに鶏肉ばかりではなく、椎茸《しいたけ》、シシトウ、アスパラガスなどの野菜焼きと好きなものが味わえます。

焼き肉店や韓国料理店も、居酒屋や焼き鳥店同様、糖質制限に便利です。牛肉も豚肉も基本的に糖質ゼロ。ロース、カルビ、タン、ハラミと好きな部位が味わえます。

ただし、味つけは焼き鳥店と同じくタレでなく塩にしましょう。本場韓国式にサンチュ、シソ、サラダ菜、カイワレなど野菜を一緒に巻いて食べると栄養バランスとしてはベターです。

ナムルの盛り合わせやキムチも自家製なら糖質は少ないはず。韓国式の鍋であるチゲ、日本でもブームになった豆腐料理の純豆腐《スンドゥブ》も低糖質でありながら、さまざまな具材が入っていて栄養バランスに優れています。

焼き肉店や韓国料理店で糖質が豊富で要注意なのは、チヂミやトッポギ（餅の煮込み）。〆の冷麺や石焼きビビンバは、もちろんパス。お酒は、日本のどぶろくに近いマッコリや甘味料を入れたものもある韓国焼酎（甲類）は糖質が多いので、糖質を含まない焼酎を選んで乾杯してください。

第5章

カロリーを制限するから続かない

〝欲張りダイエット〟は長続きしない

糖質制限を実践するうえでよくある間違いが、糖質制限と同時にカロリー制限もしてしまうことです。

糖質制限は糖質を制限するだけで、カロリーは制限しなくていいのです。そこがカロリーだけに注目していたこれまでのダイエット法との大きな違いです。

糖質とカロリー、どちらも減らしたら鬼に金棒でダイエット効果が上がると思うかもしれませんが、いずれ続けられなくなるのがオチです。

1日3食でずっと糖質をとってきた人が糖質を減らすと、はじめのうちは物足りなく感じるもの。それなのに欲張ってカロリーまで減らしてしまうと、さらに満足度が下がり、お腹が空いてそれ以上続けるのが嫌になってしまいます。

とくにカロリー制限による昔ながらのダイエット法のクセが完全に抜けないと、ステーキ、生姜焼き、豚角煮、鶏肉の山椒《さんしょう》焼きなどガッツリ系のメニューを避けて、低脂質&低カロリーの鶏ささ身、白身魚、豆腐、野菜などを中心にしがちです。

ステーキや生姜焼きといったガッツリ系のメニューは糖質が少ないので、糖質制限では食べてOK。カロリーも満足度も高いので、苦労しらずで続けられます。

鶏ささ身、白身魚、豆腐、野菜はいずれも低糖質なので、もちろんOKなのですが、それ一辺倒だとカロリーだけでなく満足感も低くなり、長く続けられないので無理は禁物です。

カロリー制限はリバウンドするのがオチ

カロリー制限食は満足度が低いので、長続きしない〝期間限定のダイエット〟だと思ってください。しかも、ダイエットの期間が終わるとお約束のようにリバウンドが待っています。それは、カロリー制限をすると筋肉が落ちて「基礎代謝」が下がってしまうからです。

基礎代謝とは体温や呼吸、内臓機能などのために、心身ともに安静にしているときでも生命維持のために消費される必要最小限のエネルギー代謝量のこと。

筋肉はじっとしているときでも体温を保つために熱を作っており、それは1日の消費カロリーのおよそ60％を占める基礎代謝の一端を担っています。筋肉が落ちると基礎代謝も消費カロリーも低下してしまうのです。

その理由をきちんと理解しておくと、糖質制限の継続にも役立ちますから、ここで説明しておくことにしましょう。

まず、「体重」と「体脂肪率」は原則的に、食事からの「摂取カロリー」と活動による「消費カロリー」のエネルギーバランスで決まっています。

つまり、

◎摂取カロリー＜消費カロリー＝痩せる

×摂取カロリー＞消費カロリー＝太る

――というシンプルなルールなのです。

しかし、踏まえておかなくてはいけない重要なポイントがあります。

それは、カロリー制限をして「摂取カロリー＜消費カロリー＝痩せる」となったとしても、エネルギーバランスの足りない分を補うため、体内のエネルギー源が分解され、消費されてしまうことです。

そのときに無駄な体脂肪だけが消費されるなら問題はないのですが、筋肉を構成しているたんぱく質もエネルギーとして消費されるため、基礎代謝が下がってしまうのです。

そのため、カロリー制限によるダイエットが終わって消費カロリー（基礎代謝）が低下している状態で摂取カロリーを元に戻すと、「摂取カロリー＞消費カロリー＝太る」となり、たちまちリバウンドしてしまうのです。

そもそもカロリー制限をすると、筋肉が減らなくても基礎代謝を落として消費カロリーを自然に下げてしまう「適応反応」が起こるため、リバウンドが起こりやすくなります。

しゃぶしゃぶ10人前はさすがに……

ここ数年間、あなたの体重と体脂肪率に大きな変化がないとすれば、摂取カロリーと消費カロリーのバランスは釣り合っていると考えられます。一方、体重が増えた人はカロリーオーバーになっている恐れがあります。

もっとも、カロリーオーバーになっているとしても、無理にカロリーを減らそうとしなくて大丈夫。平均的な日本人は1日に摂取するカロリーの半分以上を糖質からとっていますから、糖質制限をすれば自然と摂取カロリーをセーブできるようになり、その人に合った状態に落ちつくようになります。

「カロリー制限は不要」といっても、糖質さえ控えれば、無制限にいくらでも食べていいわけではありません。

前述のように体重と体脂肪率は、摂取カロリーと消費カロリーのエネルギーバランスで決まります。糖質制限をしたとしても、消費カロリーを遥かに超えて食べすぎると痩せないどころか太ることも考えられます。

「真面目に糖質制限しているのに痩せない」とこぼす人の食生活をよく調べてみると、度を越して大食いしているケースがあるのです。

糖質が少なくても、食べ放題のしゃぶしゃぶを1人で10人前も平らげたり、プロセスチーズを1箱まるごと食べたりしては、さすがに痩せにくくなります（実際、そういう人がいるのです）。一緒に住む家族が大食漢だと、自分が食べすぎているという自覚が生まれにくいことがあるので、自分が食べすぎていないか、一度冷静にふり返ってみてください。

「推定エネルギー必要量」を知っておこう

1日にどのくらいのカロリーをとるべきなのかは、消費エネルギーから逆算して求められます。その目安となるのは、厚生労働省『日本人の食事摂取基準（2015年版）』の「推定エネルギー必要量」です。早速、次ページの表を参照してみましょう。

この表では、「性別」「年代」「身体活動レベル」で、推定エネルギー必要量が決まっています。身体活動レベルとは、どのくらい活発に活動しているかを3つに分けたもの。身体活動とは、安静時より少しでも多くカロリーを消費する活動であり、通勤や家事といった生活にともなう「活動」と、そのために時間をとって行う「運動」があります。

大半の日本人は「普通」ですが、平日はデスクワークが多く休日もうちでゴロゴロしているタイプは「低い」に相当すると考えられます。身体活動レベルと年代から推定エネルギー必要量を知り、それ以上食べすぎたり、それ以下にカロリー制限をしないようにしてください。

■推定エネルギー必要量（kcal／日）

性別	男性			女性		
身体活動レベル	低い	普通	高い	低い	普通	高い
18～29歳	2,300	2,650	3,050	1,650	1,950	2,200
30～49歳	2,300	2,650	3,050	1,750	2,000	2,300
50～69歳	2,100	2,450	2,800	1,650	1,900	2,200
70歳以上	1,850	2,200	2,500	1,500	1,750	2,000

重要なのは、あくまで糖質制限をすることなのです。

第6章

自分に合った糖質制限法を選ぶ

3パターンの糖質制限法

『日経メディカルオンライン』(2014年6月) が行った医師 (2263人) へのアンケート調査で、およそ6割 (58・3%) が糖質制限食を支持しており、3人に1人は自らも実践中ということが明らかになりました。

以前は〝異端〟とされてきた糖質制限食の普及に15年近く努めてきた私にとって、同業者の間でも市民権を得つつあることを実感して嬉しくなりました。

もっとも、ひと口に糖質制限食といってもいろいろな流派があります。

そこで、まずは私たち高雄病院が提案する糖質制限食から具体的に紹介しましょう。前述の通り、「スーパー糖質制限食」「スタンダード糖質制限食」「プチ糖質制限食」と3パターンあります。順番に説明していきます。

◎スーパー糖質制限食

朝・昼・晩すべての食事でご飯やパンなどの主食を食べずに糖質制限。糖質をとらなければ血糖値は上がらず、インスリンの追加分泌も起こりませんから、糖尿人への治療効果も健常人のダイエット効果も極めて高いです。

１食当たり糖質10～20ｇ以下、１日当たり糖質30～60ｇが目安です。

効果抜群ですが、これまで１日３食欠かさずご飯やパンなどを食べてきた人には、続けるのが難しいので挫折する恐れもあります。そこで、いきなりスーパー糖質制限食を実践できない人にすすめているのが、次のスタンダード糖質制限食です。

◎スタンダード糖質制限食

夕食は糖質制限をしますが、朝食と昼食はどちらか１食だけ糖質制限。つまり朝食か昼食どちらか１食だけ糖質をとります。

糖質をとる場合、**１食当たり糖質50～60ｇ。１日当たり糖質70～１００ｇが目安です。**

朝食か昼食どちらか１食だけ糖質をとるといってもご飯の大盛りやおかわりは避け、量を控えめにします。また、玄米や全粒粉パン、そばの実を石臼《いしうす》などで挽いた十割そばなど、精製度が低くて食物繊維が多く、血糖値を上げにくい主食を選ぶように心がけるとないでしょう。

ビジネスパーソンの昼食は外食が多いですが、店屋物は糖質制限を比較的しにくいので、よりコントロールしやすい朝食と夕食で糖質制限をするといいでしょう。

夕食で必ず糖質制限をするのは、夜は食後上昇した血糖値を下げにくいからです。血糖の大半は筋肉にとり込まれ、血糖値を下げていますが、夕食後は筋肉を動かすような活動が少なく、そのまま就寝することが多いので糖質制限をしたほうが無難なのです。

このスタンダード糖質制限食では1日1回は食後高血糖が起こり、インスリンが追加分泌されますが、1日の糖質摂取量が130gを超えないようにすることがポイントです。

それはアメリカ糖尿病学会（ADA）や主要国の専門家が認めている糖質制限食の定義の範囲内で、血糖コントロールの改善やダイエット効果が期待されるからです。

◎プチ糖質制限食

高雄病院で糖尿人にすすめているのはスーパー糖質制限食とスタンダード糖質制限食のみですが、健常人のダイエットや健康のためには、プチ糖質制限食も有効です。

これは1日3食のうち夕食だけ糖質制限をする方法です。

1日当たり糖質110〜140gが目安。朝食と昼食は、1食当たり糖質50〜60gが目安です。

プチ糖質制限食はハードルが低い分、続けやすいです。スタンダード糖質制限食と同じく、糖質をとるときはご飯の大盛りやおかわりを避け、精製度の低いもの（ご飯なら玄米、パンなら全粒粉パンなど）を選ぶようにするとより効果的です。

糖尿人にとっても、日本糖尿病学会推奨のカロリー制限食（高糖質食）よりは遥かにマシです。人によっては、ある程度の改善効果が見込めることも考えられます。

以上の特徴を理解したうえで、目的に応じて糖質制限食を使い分けてみてください。

糖質を意識することが基本

どの方法を選ぶにしても、とにかく糖質を意識して少しでも減らすことが基本です。一気にスーパー糖質制限食まで減らさなくても、ゆるやかなプチ糖質制限食でも、あなたは〃勝ち組〃となり、スリムになって健康に近づけます。

日本人９２００人を29年間追跡調査した研究（２０１４年）では、糖質摂取量が最も多いグループを１００とすると、糖質摂取量が最も少ない女性のグループは、心臓病などの「心血管死」を起こすリスクは「59」、「総死亡」のリスクは「79」に留まっています。

また女性６万４８５４人を平均９・８年、男性５万２５１２人を平均５・４年追跡した上海での研究（２０１３年）では、心臓病や脳卒中などの「心血管イベント」（血管事故）の発症リスクは、糖質摂取量が増えるほど上がる傾向が見受けられました。

以上の２つのエビデンス（科学的根拠）については、第20章であらためて触れますが、糖質の摂取を少しでも減らすほど健康に近づけることがわかると思います。

肥満や生活習慣病の引き金になっているのは、糖質を含む食事をした後に血糖値が急激に上がる食後高血糖であり、その後の高インスリン血症ですから、糖質を減らすほど健康になるのは当然ですし、糖質を減らすほどダイエット効果も出やすいのです。

禁断の〝ダブル糖質〟

2015年4月、私は香川県高松市で「糖質制限食講演会」（日本糖質制限医療推進協会主催）を行いました。

香川県は「うどん県」を名乗る讃岐うどんの本場。うどん2玉をおかずにいなり寿司や巻き寿司を食べる、禁断の〝ダブル糖質〟の食生活が県民の間に広がっている土地柄です。

そのため、香川県の人口10万人当たりの糖尿病発症率は全国トップクラス。私の連れ合いが高松市出身ということもあって、何とかこの現状を打破すべく、うどん県香川で、討ち死に覚悟で糖質制限を訴えようとしたわけです。

ところが私の危惧は杞憂に終わり、好意的な聴衆にあふれて満員御礼の大盛況、笑いの絶えない講演会となりました。ともあれ、天下のうどん県の人たちに「うどん、いなり寿司、巻き寿司、全部やめてください」といっても、なかなか実践できないでしょう。

そこで**「ダブル糖質はさすがにマズいですよね。せめてうどんを食べるときに、ご飯を一緒に食べる習慣を見直してみませんか？」**というマイルドな提案をしました。

糖質の摂取量が少しでも減れば、糖尿病の発症などを予防する効果がきっと得られるという確信があるからです。

香川県のお隣の徳島県も、甘い徳島ラーメンをおかずにご飯を食べるダブル糖質の食習慣があり、糖尿病による死亡率が全国トップ。こちらもラーメンとご飯を同時に食べる習慣を見直すところからはじめれば、汚名返上につながるでしょう。

代表的な3つの糖質制限食を比較

現在、日本で実践されている糖質制限食は、私たち高雄病院の糖質制限法を含めて、大きく分けると次のA～Cの3つがあります。

A　高雄病院のスーパー糖質制限食（1食当たり糖質10～20g以下）
B　山田悟医師のゆるい糖質制限食（1食当たり糖質30～40g）
C　釜池豊秋医師の糖質ゼロ食（1日1食夕食のみで糖質5g以下）

いずれも食後高血糖と過剰なインスリン分泌を避けるべきという基本は一致しますが、実践法やスタンスには違いがあります。すでに紹介したように、私たち高雄病院の糖質制限法は、スーパー糖質制限食のほかにもスタンダード糖質制限食、プチ糖質制限食があり、間口が広くて個々の事情に応じてとり入れやすくしています。

山田悟医師は北里大学北里研究所病院糖尿病センター長であり、カロリー制限一辺倒で糖質制限食を無視している日本糖尿病学会で孤軍奮闘しながら、ゆるやかな糖質制限食をすすめています。基本的には先に触れたアメリカ糖尿病学会の1日130g以下という糖質制限食の定義に則り、1食当たり糖質30〜40gを目安にします。いわば「ゆるい糖質制限食」です。

釜池豊秋医師の糖質ゼロ食はストイックであり、糖質を極力ゼロ（5g以下）にして、なおかつ食事は1日1食（夕食）のみ。糖質制限の歴史を振り返ると、釜池医師と私の兄である医師の江部洋一郎が、1999年から同時に糖質制限食をはじめたという経緯があります。

3つの糖質制限法を比較——続けやすさ

前項で紹介した糖質制限法を3つの視点から、5つ星評価で比較検討してみることにします。

◎続けやすさ

A　高雄病院のスーパー糖質制限食　☆☆☆☆
B　山田悟医師のゆるい糖質制限食　☆☆☆☆☆
C　釜池豊秋医師の糖質ゼロ食　（☆ゼロ）

「続けやすさ」という点では、Bの山田悟医師のゆるい糖質制限食が一番。ご飯やパンなどの主食も少量なら毎食、食べられるからです。

次は、私が提案しているA。「スーパー」「スタンダード」「プチ」という3段階のラインナップがありますから、そこから自分にフィットしたものを選べるという柔軟性もあります。

Cは、釜池医師の糖質制限法を信じ、ストイックに実践するという求道者のスタンスが求められます。実践しやすさとか継続しやすさについては、まったく考慮されていません。つまりCはやりたい人、やれる人が実践すればよいというスタンスです。

3つの糖質制限法を比較——食後高血糖の改善効果

次は食後高血糖の改善効果についての比較です。

◎食後高血糖の改善効果

A　高雄病院のスーパー糖質制限食　☆☆☆☆
B　山田悟医師のゆるい糖質制限食　☆☆
C　釜池豊秋医師の糖質ゼロ食　☆☆☆☆☆

肥満と生活習慣病の引き金となる食後高血糖の改善効果は、Ｃが最も高いです。血糖値を上げるのは糖質のみであり、その糖質を厳しく制限するのですから、危険な食後高血糖が起こることはまずありません。

次いで食後高血糖を防げるのはＡです。なかでもスーパー糖質制限食は臨床的に合併症の予防ができるレベル。つまり食後１時間血糖値１８０㎎／dℓ未満、食後２時間血糖値１４０㎎／dℓ未満を目指しており、大半でその達成ができます。

食後高血糖の改善効果が低いのはＢです。とくに糖尿人がこの糖質制限法を実践すると、食後１時間血糖値１８０㎎／dℓ未満、食後２時間血糖値１４０㎎／dℓ未満を達成するのは困難なケースが多いと思われます。それでも日本糖尿病学会推奨のカロリー制限食（高糖質食）よりはマシです。

３つの糖質制限法を比較──インスリン追加分泌の抑止効果

最後はインスリン追加分泌の抑止効果についての比較です。

◎インスリン追加分泌の抑止効果

Ａ　高雄病院のスーパー糖質制限食　☆☆☆☆

B　山田悟医師のゆるい糖質制限食　☆☆

C　釜池豊秋医師の糖質ゼロ食　☆☆☆☆☆

ここでも最良なのはC。糖質摂取がゼロに近いので、インスリンの追加分泌はごく少量で済みます。

次に効果的なのは、やはりAです。インスリン追加分泌は基礎分泌の2～3倍レベルで済みますから、体への負担は最小限に抑えられます。肥満ホルモンと呼ばれるインスリンの分泌が少ないのですから、ダイエットにも威力を発揮します。

Aのインスリン追加分泌は、人類700万年間の歴史の大半を占める狩猟・採集時代に、野生の果物やナッツ類、根茎類を食べていたときと同程度だと思われます。

インスリン追加分泌に関して抑止力が最も低いのはBです。インスリンの追加分泌は基礎分泌の10～20倍レベルになります。

そもそもインスリンは人体に必要なホルモンであり、基礎分泌されるインスリンがないと血糖が筋肉にとり込めなくなり、死に至ります。しかし、インスリンを分泌しすぎると発がんや認知症のリスクが高くなりますから、少量で済むに越したことはないのです。

Bは野放しの高糖質食に比べるとマシですが、インスリンの過剰分泌によるリスクをある程度は覚悟しなければいけません。そして、インスリンの出すぎは肥満に陥りやすくなります。

3つの糖質制限法を比較——問題点と結論は？

それでは結局のところ、3つの糖質制限法のうち、どれを実践するのがいいのでしょうか？
それぞれの問題点とともに5つ星評価で結論を述べることにします。

◎結論

A　高雄病院のスーパー糖質制限食　☆☆☆☆☆
B　山田悟医師のゆるい糖質制限食　☆☆☆
C　釜池豊秋医師の糖質ゼロ食　☆☆

これまでの3つのクロスチェックから、継続性と効果を勘案するとAが糖質制限食として最もバランスがとれているといえるでしょう。

Cに比べると糖尿病の治療効果としては若干劣りますが、それでも大多数の糖尿人における合併症予防で問題ないレベルと思われます。健常人のダイエット効果についても同様です。

Bは主食がとれて継続しやすいというメリットはあるものの、食事のたびに糖質30〜40gをとるため、インスリンの追加分泌が多く、食後高血糖と血糖の変動幅が大きいというデメリットがあるので問題があるといわざるを得ません。

Cは糖尿病の治療効果もダイエット効果も一番高いのですが、ハードルが高いがゆえにはじめにくく、続けにくく、普及しにくいという三重苦を抱えています。どんなに効果があっても、はじめやすく、継続できて、普及しないと絵に描いた餅で終わります。

結論としては、高雄病院のスーパー糖質制限食が3つの候補のなかでは断トツのトップだと自負しています。

しかし、山田悟医師のゆるい糖質制限食や釜池豊秋医師の糖質ゼロ食も、決してスーパー糖質制限食と対立するわけではなく、一人ひとりの嗜好やニーズに応じて互いに補完し合う存在だと思います。

そして3つの候補とも、糖尿人の治療という視点に立つと、日本糖尿病学会推奨のカロリー制限食（高糖質食）と比べると治療効果は格段に高いのです。

そのほかの糖質制限法──「断糖食」と「MEC食」

日本でメジャーな糖質制限法は以上の3つですが、それ以外にも2つの糖質制限法があります。公平を期すために触れておくことにしましょう。

D　荒木裕医師の断糖食

荒木裕医師は京都大学医学部の出身で、私の大先輩です。渡米してハーバード大学、国立公衆衛生研究所（ＮＩＨ）などに計10年以上在籍した後に帰国。「糖質はがんのエサになっているのではないか？」という洞察から、１９８３年にクリニックを開いて糖質をカットする断糖食（ノンカーボダイエット）を提唱しておられます。

荒木医師の断糖食は、スーパー糖質制限食に近いです。ただし、ビールに関しては、麦芽とホップだけで造られたＥＵ基準の本物のビールだけは飲んでもよいとしている点が、スーパー糖質制限食と異なります。

麦芽とホップだけで造られたビールも、米やコーンスターチ（トウモロコシから作られたデンプン）が含まれる普通のビールも、糖質含有量は同等ですから、私が提唱する糖質制限食では控えるべきＮＧ食品です。

E　渡辺信幸医師のＭＥＣ《メック》食

渡辺信幸医師のＭＥＣ食も、基本的にはスーパー糖質制限食に近いと思います。

渡辺医師は沖縄でクリニックを開設されており、肉食文化で健康長寿をつくり上げていた沖縄県の平均寿命が短くなった〝沖縄クライシス〟の原因は、肉食に代表される食の欧米化への批判を背景に、穀物と野菜中心の食事を強いられた点にあると分析。生活習慣病の外来を開いて治療を続けていらっしゃいます。

ＭＥＣ食では、何よりも優先的にとるべき食品はＭ（肉類）、Ｅ（卵）、Ｃ（チーズ）の3点。そこからたんぱく質と脂質をとり入れつつ、ひと口30回は嚙んで食べ、満腹中枢を刺激して早食いを防いで空腹を抑えようと指南しています。

食べる順番はＭＥＣが先であり、それでも満腹にならなければ、葉野菜などの糖質が少ない野菜、それでも足りなければ糖質を含む穀物をとることをすすめていらっしゃいます。

ＭＥＣだけではビタミンＣと食物繊維が不足するケースもありますから、野菜の摂取は欠かせません。そこまででお腹が満たせたら問題はないのですが、穀物で糖質を多く摂取すると食後高血糖となるので注意してください。

日本の糖質制限近代史

本章の最後に、あらためて日本における糖質制限の経緯を時系列にまとめておきましょう。

発端は１９９９年。糖質ゼロ食の釜池豊秋医師が愛媛県宇和島市の病院で糖質制限をはじめたのと同時に、私の兄である江部洋一郎医師も京都市の高雄病院ではじめました。私自身も兄とともに高雄病院で実績を重ね、２００４年に本邦初となる糖質制限食の有効例を『京都医学会雑誌』で発表しました。

2005年には、私が一般向けの初の糖質制限本となる『主食を抜けば糖尿病は良くなる！』を上梓。続いて2006年に断糖食の荒木裕医師が『断糖宣言！』、2007年に釜池医師が『医者に頼らない！　糖尿病の新常識・糖質ゼロの食事術』を上梓しました。

2008年には、肥満外来でおよそ1000人を治療した徳島大医学部出身のスポーツマンである坂東浩・中村巧医師が、医学月刊誌『治療』で糖質制限食の有効性を報告。2009・2010年には私が医学月刊誌『内科』『治療』で、糖質制限食の有効性についての小論文を発表しました。

2012年にはゆるい糖質制限食の山田悟医師が『糖質制限食のススメ』、白澤卓二医師が『2週間で効果がでる！ ＜白澤式＞ケトン食事法』を上梓しました。

2013年10月には、アメリカ糖尿病学会が栄養療法に関する声明のなかで、地中海食やベジタリアン食などとともに糖質制限食を正式に容認。これは日本での糖質制限食の普及において、かなりの追い風となりました（この点については209ページで詳述します）。

2014年にはＭＥＣ食の渡辺信幸医師が『日本人だからこそ「ご飯」を食べるな』を上梓しています。

第 7 章

糖質制限は最初厳しく、徐々にゆるやかに

「スーパー→スタンダード→プチ」順がいい

どの糖質制限食を実践するにしても、糖質制限する度合いは徐々に厳しくするのではなく、はじめから厳しくしたほうが実は続けやすいです。

糖質制限すると決めたら「プチ→スタンダード→スーパー」と段階的に厳しくするのではなく、「スーパー→スタンダード→プチ」とより厳しいほうを先に実践したほうが続けやすいのです。

最初はモチベーションが高いですから、多少厳しいことにも耐えられるもの。そして厳しいほうの糖質制限からはじめれば、減量や血糖値の改善といった目に見える成果を短期間に得られやすいです。

そうやって目に見える成果が出てくると「やっぱり効果があるぞ！」と意欲的になれるので、続けやすくなるという好循環が生まれやすいのです。

逆にゆるやかな糖質制限からはじめると、より厳しいものに比べて減量や血糖値の改善といった成果が得にくいため、「頑張っているのに成果が出ない……」と〝誤解して〟挫折しがちです。

糖質制限は、ゆるかろうが厳しかろうが、どのレベルで実践しても長い目で見れば効果的です。しかし、ゆるやかな糖質制限を試したものの「さほど効かないな」と早合点してしまい、三日坊主で終わってしまっては損です。

私たちが糖尿病治療のために糖質制限をするときも、やはりスーパー糖質制限食をすすめます。しかし、1日1回くらいは糖質を食べたいという糖尿人には、まずスーパー糖質制限食で成果を体感した後、担当医と相談してどの程度スーパーを続けてからスタンダードへ移行するかを検討します。

ダイエット目的であれば、スーパーで目標体重に達してから、スタンダードかプチへ移行するといいでしょう。

週1回の解禁日で自分にご褒美

日本人の好きな食べ物のランキングでは、寿司、ラーメン、カレーライスなどが上位を占めています。

糖質制限食としては避けたいものばかりですが、「この先、一生ラーメンが食べられないなんて無理」「ラーメンを食べられるなら糖尿病が治らなくてもいい！」という患者さんもいます。

「一生食べられない」と聞くと身構えてしまいますが、食べられないことがストレスになって糖質制限が続かないとしたら、週1回1食くらいは好きな糖質を食べる解禁日を設けてもいいでしょう。

1日3食とすると、1週間で計21食。以前は毎食糖質をとって食後高血糖と高インスリン血症を起こしていたのが週1回だけに減るのですから大きな進歩です。

私の娘も平日は糖質制限をしていますが、週末は解禁して好きなものを食べています。後で詳しく説明しますが、糖質（ブドウ糖）は「糖新生《とうしんせい》」という肝臓の機能によって体内で合成できるため、糖質は必須の栄養素ではありません。

私にいわせれば〝糖質は嗜好品〟。いわばご褒美なのです。

それまで無意識に食べていた糖質を嗜好品と位置づけて、「今週も糖質制限を続けたご褒美」として週1回程度嗜むのはアリだと思います。

誕生日パーティ、結婚式、海外旅行といったイベントのときなど、例外として糖質を食べる日があっても結構でしょう。しかし、今日は自分の誕生日、明日は娘の誕生日、明後日は会社の設立パーティ……などと際限なくズルズルと食べはじめてしまうと、糖質制限からドロップアウトする恐れもあります。

週1回の解禁日を設けるのは、糖質制限がすっかり身についてからにしましょう。解禁日がきっかけとなって糖質を食べはじめる心配がなくなってからにするのです。

もうひとつポイントがあります。どうせ糖質をとるなら高級品にするのです。たとえば寿司を食べるなら回転寿司ではなく本格的なお店のカウンターでお好みを握ってもらう。スイーツならコンビニではなく、奮発して高級スイーツを味わうようにします。

■**糖質制限を長続きさせるには……**

✕「プチ → スタンダード → スーパー」と徐々に厳しく

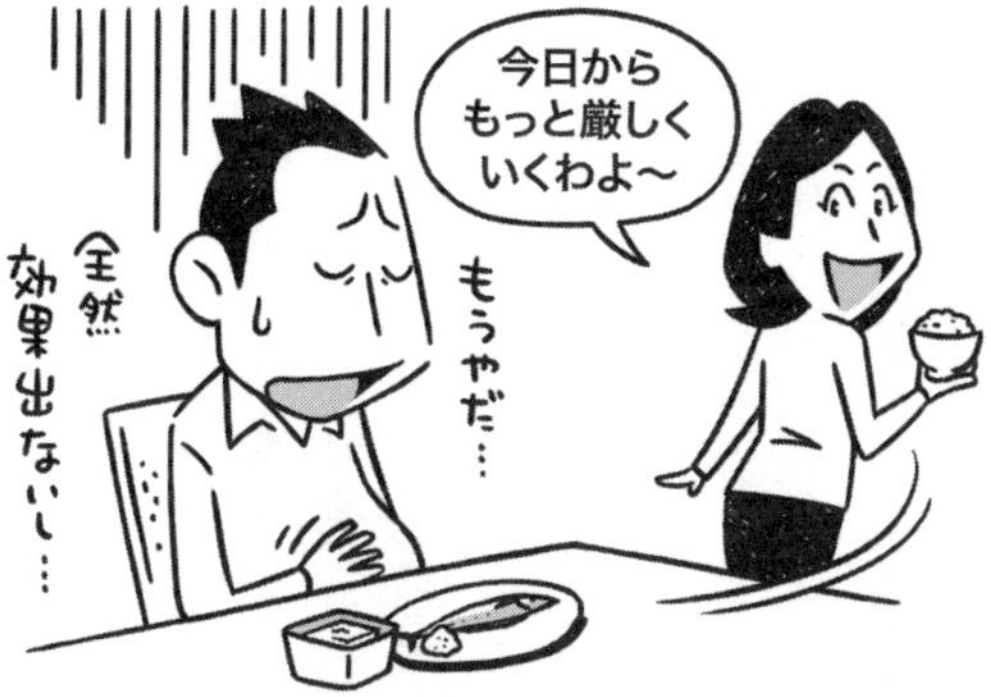
今日から
もっと厳しく
いくわよ〜
もうやだ…
全然効果出ないし…

〇「スーパー → スタンダード → プチ」と最初厳しく徐々にゆるく

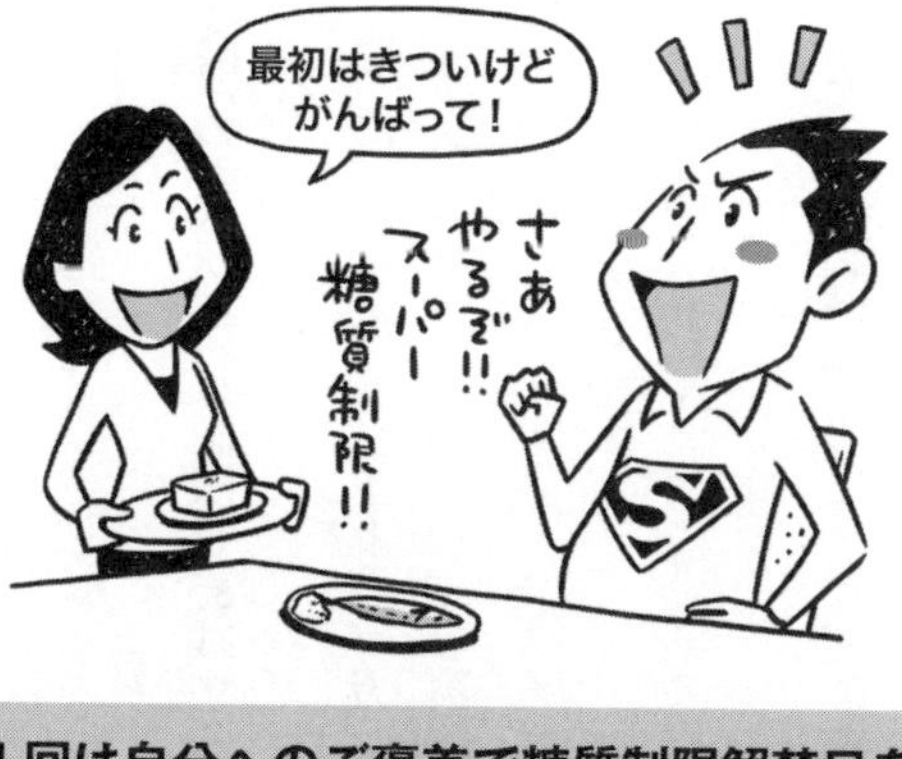
最初はきついけど
がんばって！
さあ やるぞ!!
スーパー糖質制限!!

週1回は自分へのご褒美で糖質制限解禁日を！

※糖質制限が軌道に乗ってから解禁日を設けましょう

ご褒美には高いコストをかけると決めておけば、糖質に対するハードルが意識的に上がり、糖質解禁日にも自然とブレーキがかかるでしょう。

糖尿人の解禁日はくれぐれも慎重に

糖質解禁日が許されるのは、健常人がダイエットや健康のために糖質制限を実践する場合です。糖尿人が同じように解禁日を設けるのは危険です。

私の患者さんのなかにも順調に糖質制限を続けてきたのに、海外のリゾートでバカンスを楽しんだときにズルズルと1週間も糖質をとり続けた結果、帰国して慌てて糖質制限を再開しても空腹時血糖値が200㎖／dℓを超えたまま下がらなくなった人がいます。前述したように空腹時血糖値の正常値は110㎖／dℓ未満ですから、いかに高い値かがわかります。

恐らく血糖値が1日を通して180〜200㎖／dℓを超える日々がしばらく続いた結果、「糖毒」にやられてしまったのでしょう。

高血糖が続くと、高血糖そのものがインスリンを分泌する「すい臓」のβ《ベータ》細胞の働きを阻害すると同時に、筋肉への血糖のとり込みを邪魔します。これを糖毒と呼び、ダブルパンチで血糖値が下がらなくなるのです。

糖尿病歴が長く、食後高血糖を長年繰り返している糖尿人は、すい臓の機能が経年的に低下していく中高年以降、糖毒が起こりやすくなります。

糖毒の悪循環に陥ると、薬を使って血糖値を下げない限り、自然に血糖値が戻ることはありません。海外旅行でハメを外しそうな予感があるときには糖毒を避けるため、糖質の消化吸収をゆっくりさせる「グルコバイ」、インスリン分泌を2時間くらいだけ促す「グルファスト」といった糖尿病の薬を緊急避難的に、食直前に服用することを私の患者さんにはすすめています。

第８章

糖質制限の実践マニュアル

糖質制限食十箇条を守る

この章では高雄病院の糖質制限食の鉄則をおさらいしてもらいたいと思います。もう実践して頭に入っている人は飛ばしてもらって結構ですが、はじめての人はもちろん、一度チャレンジして挫折した人は目を通してください。

さて、鉄則とは次ページの「糖質制限十箇条」です。これは、糖尿病や肥満が気になる人に向けて、糖質制限の基礎となるルールを10項目にまとめたものです。

では早速、この十箇条をベースにしながら、どのように糖質制限を実践したらいいかを紹介していきましょう。

糖質のバランスを60%から12%へ

食べてカロリー（エネルギー源）になるのは糖質、たんぱく質、脂質の「3大栄養素」。これにビタミン、ミネラルを加えたものは「5大栄養素」と呼ばれます。

この3大栄養素からどのくらいのカロリーを摂取しているかを示した「エネルギー産生栄養素バランス」で、日本人は糖質60%、たんぱく質15%、脂質25%となっています。

■糖質制限十箇条

一	魚介、肉、卵、豆腐、チーズなどのたんぱく質や脂質が主の食品はしっかり食べる
二	白パン、白米、糖類およびお菓子、白砂糖などの精製炭水化物の摂取は極力控える
三	やむを得ず主食をとるときは未精製穀物（玄米、全粒粉パン）を少量
四	飲み物は牛乳、果汁は飲まず、成分未調整豆乳、水、番茶、麦茶、ほうじ茶はＯＫ
五	糖質含有量の少ない野菜、海藻類、キノコ類は適量ＯＫ。果物は少量に留める
六	オリーブオイルや魚油（ＥＰＡ、ＤＨＡ）は積極的にとり、リノール酸を減らす
七	マヨネーズ（砂糖なしのもの）やバターは気にせず使ってヨシ
八	お酒は蒸留酒(焼酎など)はＯＫ。醸造酒(ビール、日本酒など)は不可。ただし辛口ワインは適量OK
九	間食はチーズやナッツ類を中心に適量とる。菓子類、ドライフルーツは不可
十	できる限り化学合成添加物の入っていない安全な食品を選ぶ

700万年におよぶ人類の進化の歴史からすると、カロリーの半分以上を糖質からとるというのは極めて偏った食生活です。これこそが糖尿病や肥満といった生活習慣病の引き金となっているのです。

高雄病院のスーパー糖質制限食のエネルギー産生栄養素バランスは、糖質12%、たんぱく質32%、脂質56%という比率になっています。

糖質を制限する分、カロリー摂取を減らさないようにたんぱく質と脂質をとります。その供給源になるのは魚介類、肉類、卵（卵製品）、大豆（大豆製品）、チーズ、ナッツ類、オリーブオイルなど。

魚介類、肉類、卵（卵製品）、大豆（大豆製品）、チーズからは、たんぱく質と脂質がとれます。ナッツ類は脂質が多く、オリーブオイル、魚油、バターは、そのものが脂質です。

たんぱく質には体内で合成できない「必須アミノ酸」、脂質にも体内で合成できない「必須脂肪酸」がありますから、たんぱく質と脂質は欠かせない栄養素です。

一方、糖質（ブドウ糖）はというと、前述したように「糖新生」という肝臓の機能によって体内で合成できますから、〝必須糖質〟というものはありません。そのため、糖質は思い切って減らしても問題はないのです。

たんぱく質と脂質をしっかりとる

日本人の食事は基本的に、主食、主菜、副菜2品、汁物という「一汁三菜《いちじゅうさんさい》」で構成されています。

和食店の定食がその典型ですが、糖質制限食ではこのうち糖質が多い主食をカットするわけです。その代わり、主菜と副菜を増やして栄養バランスを整えながら、その人にとって必要なカロリーを摂取します。

旧来のカロリー制限を主体とした糖尿病の食事療法やダイエット法では、脂質が多い肉類や魚介類、チーズ、オリーブオイルなどを制限するのが普通でした。

なぜなら脂質は1g当たり9kcalと3大栄養素のなかで最も高カロリー（糖質とたんぱく質は1g当たり4kcal）だから。しかし、太るのは糖質のとりすぎと、それによるインスリンの過剰分泌なのですから、ことさらに脂質をカットする必要はありません。

脂質を減らすために肉類や魚介類の摂取が減ると、私たちの体を作っている大事なたんぱく質が不足します。ところが、筋肉や臓器だけでなく、髪も爪も皮膚もたんぱく質で作られていますから、たんぱく質を減らすわけにはいかないのです。

そもそも自分の活動量に合ったカロリーの上限を超えない限り、脂質のとりすぎだけで太るこ

とはありません。

肉類や魚介類のようにたんぱく質を豊富に含む食材は、脂質も多く含んでいます。カロリー過多を恐れて脂質をカットしようとすると、肉類や魚介類といったたんぱく源を知らず知らずのうちに遠ざけてしまうことになり、たんぱく質が不足して基礎代謝が下がりやすくなります。

基礎代謝の一翼を担う筋肉は、水分を除くとほとんどたんぱく質です。たんぱく質の摂取が足りないと筋肉が分解されて基礎代謝が落ちてしまい、同じだけ食べても太りやすい体質になってしまうので逆効果になります。

第5章で触れたように筋肉の分解は、カロリー制限でリバウンドが起こりやすい理由のひとつとなっています。

糖質制限食では、主食を食べない代わりに主菜と副菜を増やし、糖質の代わりに肉類や魚介類などからたんぱく質と脂質をとります。すると、カロリーもたんぱく質も不足しないため、筋肉の分解も起こりませんし、基礎代謝も下がりません。

たんぱく質と脂質の摂取を増やすと基礎代謝が増えたり、「食事誘発熱産生」といって体内で栄養素を分解する際に一部が体熱となって消費されたりすることで消費カロリーが増加します。

何より、食事の満腹感や満足度が高くなり、カロリー制限によるダイエットのようにひもじい思いをすることがないので長続きするのです。

「穀物」と「イモ類」を控える

糖質制限食の最大の特徴は、日本人の摂取カロリーの60％を占めている糖質を可能な限りカットすることです。

理想的な糖質制限食生活に近づくために、先ほど十箇条を掲げましたが、大まかにいうと〝糖質をカットすればいいだけ〟。

カットすべき糖質には、「デンプンを含む食品」「甘味のある食品」の2つのタイプがあると理解するとわかりやすいです。

デンプンを含む食品は、さらに「穀物」と「イモ類」に分けられます。

穀物とは細かくいうと、デンプンを主成分とする〝植物の種子〟。「米」「小麦」「トウモロコシ」が〝世界3大穀物〟であり、多くの国々で主食として食べられています。

米からご飯やお餅、小麦からパンや麺類（パスタ、うどん、そうめん、中華麺など）、トウモロコシからシリアルやトルティーヤ（薄焼きパン）などが作られ、食べられています。

このほかにも、そば、大麦、雑穀（アワ、ヒエ、ハト麦、オーツ麦など）なども穀物です。これらは主食として大量に食べるものであり、食後の血糖値を上げてインスリンの追加分泌を招きますから控えるようにします。

念を押しておきますが、そばや雑穀はヘルシーなイメージがあるものの、糖質が多いので控えるようにしましょう。

イモ類でOKなのはコンニャクイモ

イモ類には、ジャガイモ、サツマイモ、サトイモ、長イモ、ヤマトイモ、タロイモ、キャッサバなどがあり、いずれも糖質をたっぷり含んでいます。

ジャガイモ、タロイモ、キャッサバは糖質があまりに豊富なゆえに、穀物の代わりに主食として食べている国々もあるほどです。

また、イモ類はさまざまな食品に加工されています。ジャガイモから作られるポテトサラダ、フライドポテト、ポテトチップス、肉じゃが、サツマイモから作られる大学イモや焼きイモなどさまざまですが、いずれも控えましょう。片栗粉、春雨、葛粉などもイモ類のデンプンが原料に使われていますから、糖質は多いのです。

イモ類でOKなのはコンニャクイモ。

コンニャクイモは、その名の通りコンニャクの原料であり、水分を除くと「グルコマンナン」という多糖類が大半を占めます。グルコマンナンは、ヒトの消化酵素では消化も分解もされないため、血糖値もインスリンの追加分泌も招きません。

缶詰、佃煮などにも要注意

もうひとつの「甘味のある食品」とは、砂糖、果糖、ブドウ糖などの甘味料、これらの甘味料を使ったお菓子や清涼飲料水などのことです。食べてみて甘いので「糖質が入っている」とわかりやすいのが特徴です。

甘味料は蒲焼きなどの缶詰、佃煮などの加工食品や保存食品にも入っていますから、栄養成分表示で糖質がどのくらい入っているかをチェックしましょう。

甘味料のなかには、ハチミツ、メープルシロップ、アガベシロップ、黒糖、和三盆のようにヘルシーなイメージが強いものもありますが、これらは糖質以外の何物でもありません。

精製した白砂糖などと比べるとビタミンやミネラルなどの栄養素が含まれているという主張もありますが、これらの微小な栄養素が与えるプラスの効果よりも、糖質をとってしまうマイナス面のほうが遥かに大きいです。

ビタミンやミネラルなどの栄養素は甘味料ではなく、野菜などからとればいいのです。

第 9 章

人工甘味料をうまく活用しよう

恐ろしい甘さの清涼飲料水

砂糖などで甘味をつけた清涼飲料水は、近年、糖尿病や肥満の原因として問題視されるようになっています。

甘味の強い清涼飲料水には、およそ10％の濃度で砂糖などの甘味料が添加されています。

500mℓ入りのペットボトルに角砂糖12個分（およそ50g）もの糖質が入っているのです。

とくに問題なのは、「異性化糖」がどっさり入った飲料。異性化糖には、「果糖ブドウ糖液糖」と「ブドウ糖果糖液糖」があり（果糖とブドウ糖の混合液で、含有量の多いほうが先に記述されます）、ともに「コーンスターチ」というトウモロコシのデンプンを酵素で処理することで砂糖より安価に製造できるため、清涼飲料水やお菓子にたんまりと添加されています。

ぜひ一度、栄養成分表示をチェックしてみてください。

異性化糖はアメリカで大量に生産されており、「ハイフルクトース・コーンシロップ」と呼ばれています。その主要な輸出先が日本なのです。

液体になった異性化糖は体内への吸収が早く、分解されたブドウ糖が血糖値を急激に上げます。さらに果糖は肝臓で体脂肪として蓄積されやすいので、「脂肪肝」を招きやすくなるという問題もあります。

肥満が深刻化しているアメリカでは、甘い清涼飲料水に対する規制に乗り出す動きが本格化しています。アメリカの農務省（ＵＳＤＡ）は、全米の小・中学校に設置されている自動販売機から甘い飲料を追放して水や低脂肪牛乳、果汁１００％ジュース、野菜ジュースに限定するように通達を出しているのです。

人工甘味料は血糖値を上げない

こうした動きを踏まえてここ数年、日本でも砂糖などの代わりに人工甘味料で味つけした飲料が数多く市場に出回るようになりました。

十箇条の４つ目にある通り、飲み物は無糖の水やお茶がベストだとしても、糖質制限を推進する立場からすると異性化糖で味つけされた飲料よりは、人工甘味料で味つけされた飲料のほうが遥かにおすすめできます。

「甘味の強い人工甘味料を飲むと、体は甘味を感じてインスリンの追加分泌が促されるから危ない」と主張する人もいるようですが、人工甘味料でインスリンが追加分泌されたり、血糖値が上がったりすることはありません。

『Trends in Endocrinology & Metabolism（ＴＥＭ）』という医学雑誌に掲載された論文（２０１２年）によると、人工甘味料とインスリン、血糖値などのかかわりは次のように整理されます。

◎人工甘味料は血糖値を上昇させないし、インスリン追加分泌はない。
◎人工甘味料入りの飲料を定期的に摂取すると、肥満、2型糖尿病、メタボリックシンドローム、心臓病のリスクを高める恐れがある。
◎飲料以外に含まれる人工甘味料が、人体に対してどのような影響を及ぼすかは、まだはっきりしていない。

人工甘味料を胃や腸に直接注入しても、通常の食事の後に起こるインスリンや消化管ホルモンの急性変化（ホルモン応答）は起きないことが知られています。

しかし、人工甘味料入りの飲料が体重減少に役立ったり、生活習慣の積み重ねで起こる肥満、2型糖尿病、メタボリックシンドローム、心臓病を防止したりする証拠はほとんど得られていません。

また、人工甘味料入りの飲料を定期的に摂取している人は、そうでない人よりそれらの疾患のリスクが上昇するとのこと。リスクが上がるといっても、そのリスクの増加は従来の砂糖による飲料と同程度だそうです。

人工甘味料を適度に利用して糖質制限

参考までに追記しておきたいのですが、前述した論文は、糖質を普通に摂取している集団において、

◎人工甘味料飲料水定期摂取グループ
◎砂糖飲料水定期摂取グループ
◎甘味飲料を定期摂取していないグループ

――と3つのグループを比較研究したものです。

私は、ノンアルコールで糖質ゼロのビールテイスト飲料『オールフリー』（サントリー）の350㎖缶を夏場は毎日のように飲んでいますが、スーパー糖質制限食の実践者なので、肥満、2型糖尿病、メタボリックシンドローム、心臓病のリスクはないと思っています。

あくまでも私見ですが、糖質制限の実践者は、私が愛飲している『オールフリー』のように「アセスルファムK（カリウム）」のような人工甘味料を含む飲料を定期的に通常量（350㎖缶×1〜3本／日）飲んでも、やはり肥満、2型糖尿病、メタボリックシンドローム、心臓病のリスクはないと思います。

こうしたリスクを高める恐れがあるのは、日ごろ普通に糖質を摂取している人の話だと私は思

うのです。

誤解してほしくないのですが、私は「人工甘味料は絶対安全だから、気にしないで人工甘味料入りの飲料をごくごく飲んでいいですよ」とけしかけているわけではありません。

日ごろ糖質を普通にとっている人は、人工甘味料入りの飲料を毎日定期的に飲むのは避けたほうがいいでしょう。

人体にとって最大の毒物は糖質であり、人工甘味料をとる不利益は糖質をとる不利益と比べれば遥かに小さいです。人工甘味料を適度に利用して糖質を控えることができたら、俯瞰すれば不利益より利益のほうが大きいといいたいのです。

なお、私のイチ押しの人工甘味料「エリスリトール」は、人工甘味料のなかでもより安全性の高い「糖アルコール」の範ちゅうですから安心して使えます。

甘味料について詳しくなろう

なかにはエリスリトールを「合成甘味料」の一種だと誤解している人もいますし、私のブログにも「人工甘味料や合成甘味料をとってもいいのですか？」という質問が寄せられます。

そもそも「人工甘味料と合成甘味料は何が違うの？」と思った人も多いでしょうから、ここで甘味料について整理しておくことにしましょう。

甘味料は「天然甘味料」と「人工甘味料」に大きく分けられます。さらに人工甘味料は、「合成甘味料」と「糖アルコール」に分けられます。それぞれ詳しく説明しましょう。

◎天然甘味料

サトウキビやテンサイなど、天然の植物や食品中に含まれている甘み成分をとり出して精製、濃縮した甘味料のことです。

具体例としては、「ショ糖」(原材料はサトウキビ、テンサイなど)、「ステビオサイド」(原材料はキク科植物のステビア)、「グリチルリチン酸」(原材料はマメ科植物の甘草)のほか、ハチミツ、メープルシロップ、麦芽糖などがあります。

これらの天然甘味料にヘルシーなイメージを抱いている人がいるかもしれませんが、血糖値を上げてインスリン追加分泌を招きますから極力セーブしましょう。

ただし、ステビアからとれるステビオサイドだけは砂糖の約３００倍の甘味がありながら体内に吸収されにくいので、血糖値上昇もインスリン追加分泌も招かないため、適量をとるのは問題ありません。

◎人工甘味料——合成甘味料

合成甘味料とは、人工甘味料のなかでも人為的に化学合成された甘味料のことです。砂糖より低カロリー、低価格といった特徴があります。

狭い意味での人工甘味料は、合成甘味料と同義で使われることがあります。具体例としては、「サッカリン」「スクラロース」「アスパルテーム」「アセスルファムK（カリウム）」「ネオテーム」「アドバンテーム」など。お菓子など加工食品のパッケージにある成分表示をみると、こうした合成甘味料の名称をよく見かけますからチェックしてみてください。

これらの6種については日本の厚生労働省もアメリカ食品医薬品局（FDA）も認可しています。アドバンテームは日本の味の素が開発した新しい合成甘味料であり、2014年に許認可が下りたばかりです。


これらの合成甘味料はゼロカロリーで血糖値を上げず、インスリン追加分泌も招きませんが、厚生労働省もアメリカ食品医薬品局も総量規制しています。


厚生労働省の規制を例に説明しましょう。

厚生労働省では、対象となる添加物の化学成分を明らかにしたら、動物実験などで「無毒性量」という基準を定めます。これは「これ以上食べると毒になる」という量の2分の1の量です。

この無毒性量を、さらに安全係数100で割ったものが「1日許容摂取量」であり、ある人が生涯その物質を毎日摂取し続けたとしても健康への悪影響がないと推定される1日当たりの摂取量（mg／kg体重／日）です。

先ほど触れた「スクラロース」の場合、無毒性量は1500mg／kg体重／日ですから、1日許容摂取量はその１００分の１である15mg／kg体重／日となります。体重60kgなら１日９００mgが１日許容摂取量となります。

スクラロースは清涼飲料水には１kgにつき４００mg以下が使用基準ですから、飲料１kg（ほぼ１ℓ）について上限である４００mgのスクラロースが含まれているとしたら２ℓ、つまり５００mℓ入りのペットボトル４本を毎日飲んでも１日許容摂取量を下回る計算になります。

ヒトが１日に飲む飲料水は１・０～１・５ℓですから、２・０ℓもの清涼飲料水を飲むというのは特殊な事例を除くと現実的にはあり得ません。

ほかの人工甘味料は調べていませんが、**「合成甘味料は５００mℓ入りのペットボトル１、２本まで」**と覚えておけば、１日許容摂取量を超えることはないと思われます。

◎人工甘味料――糖アルコール

糖アルコールとは、糖類の分子に水素を添加して得られるアルコール基を持つ糖質のことです。具体例としては、「キシリトール」「ソルビトール」「エリスリトール」「マルチトール」「ラクチトール」などがあります。こうした糖アルコールの名称もお菓子などのパッケージにある成分表示でよく見かけますから、一度チェックしてみるといいでしょう。

キシリトールは野菜や果物など、ソルビトールはプルーン、ナシ、リンゴなど、エリスリトールは果実、花の蜜などにそれぞれ含まれています。マルチトール、ラクチトールも麦芽糖、乳糖を原料としています。

このように糖アルコールは天然素材を原料としており、自然界にも存在するものなので、人工甘味料のなかでも人為的に作られる合成甘味料とは明確に区別されます。

糖アルコールのなかでエリスリトールだけは血糖値を上昇させず、カロリーもゼロです。

エリスリトール以外の糖アルコールは胃や腸で消化されにくいという特徴があり、欧州連合（EU）では、一律に2・4kcal／gという値を表示することが義務づけられているようです。砂糖は1g当たり4kcalですから、40％ほどカロリーオフです。

糖アルコールの安全性は確立しています。国連の食糧農業機関（FAO）と世界保健機関（WHO）は合同食品添加物専門家会議（JECFA）を設けて、甘味料など添加物の安全性評価を公表していますが、これらの糖アルコールは極めて安全性が高いとされています。これが、私がエリスリトールをイチ押しする理由です。

スーパーマーケットやネット通販でも手に入るエリスリトールを砂糖の代わりに活用すれば煮物もスイーツも食べられますから、糖質制限の継続性が高まります。

なお、人工甘味料を含む食品の摂取は、体質によって体内での作用に個人差があるため、あくまで自己責任でお願いします。

第10章

ご飯やパンと上手につき合う

茶色っぽい精製度の低い穀物がベター

ご飯やパンなどの主食を一切食べないで、その分だけ主菜と副菜を増やせといわれても、1日3食で主食を食べてきた人にとっては「ご飯やパンを食べないと、食事をした気にならない」となります。

再三指摘しているように日本人は総摂取カロリーの60％が糖質で、〝糖質大好き人間〟が多いのですから、当然のことかもしれません。

そこで、どうしても主食をカットできない人は、穀物の精製度に目を向けてみましょう。ご飯やパン、うどんといった白っぽくて精製度の高い穀物を避け、玄米や全粒粉パン、挽きぐるみの十割そばなど茶色っぽくて精製度の低い穀物を少なめに食べるようにするのです。

こうした精製度の低い穀物には「食物繊維」が含まれています。糖質は一般的に「炭水化物」と呼ばれますが、前述したように厳密にいうと糖質と食物繊維からなります。食物繊維は食べ物に含まれる繊維質のうち、ヒトの消化酵素では消化されにくいものです。

食物繊維が豊富な精製度の低い穀物を食べて、食物繊維と一緒に糖質をとると消化吸収がゆっくり進みます。すると血糖値の上昇がゆるやかになり、インスリン追加分泌もゆっくりになるため、体へのダメージが少しだけマイルドになるのです。

山田悟医師が提案しているゆるい糖質制限食は1食当たり糖質30〜40g、1日合計130g以内ですから、ご飯やパンなども少しは食べられます。こちらを実践するとしても精製度の低いものにしましょう。

白っぽくて精製度の高い穀物と比べると精製度の低い穀物は太りにくいのですが、多かれ少なかれとった糖質は食後2時間以内に100％血糖に変わります。

お腹がいっぱいになるまで食べると、玄米でも全粒粉パンでも十割そばでも血糖値は着実に上がりますし、インスリン追加分泌が起こるということです。

ゆるい糖質制限食を選択したとしても、調子に乗って限度を超えて食べすぎないようにしましょう。

血糖値が上がりやすい食べ物を見分ける

精製度の低い食べ物は一般的に「GI値が低い」といわれます。GI値（グリセミック・インデックス）とは、血糖値の上がりやすさを示す指数です。

糖質制限ではよく出るキーワードですから、ここで詳しく説明しておきましょう。

まず基準となるのは「ブドウ糖50g」を摂取したときの血糖値の上昇カーブを2時間測定したデータグラフの下面積です。次に糖質50gを含む食品（ご飯、パン、イモなど）を摂取した後、同じく血糖値の上昇カーブを2時間測定します。

そして基準となるブドウ糖の下面積を100として、その何%に当たるかを表した数値がGI値というわけです。

ちょっとイメージしにくいかもしれませんが、ごく簡単にいうとGI値の数字が大きいほど食後血糖値は上がりやすく、数字が小さいほど食後血糖値が上がりにくいということです。

オーストラリアの名門シドニー大学によれば、GI値は「70以上が高GI値」「56〜69が中GI値」「55以下は低GI値」とされます。

白米と玄米を比べてみるとアメリカ糖尿病学会によれば、白米は高GI値（73±4）、玄米は中GI値（68±4）。精製度の低い玄米のほうが、少し血糖値を上げにくいということになります。

「GI値」より糖質の「絶対量」

食後血糖値の上昇の目安として活用されるGI値には、実は4つの問題点があります。

第1にGI値の大半は欧米人を被験者として計測されたものであり、欧米人よりインスリン分泌能力が低い日本人にはそのまま当てはまらない可能性があることです。しかも欧米人で測った値でも研究者によって数値のバラツキがあり、GI値の信頼性は決して高くないのです。

第2にGI値は糖質を含む食品だけを単品で食べて計測した数値ですが、実際の食事は単品で食べることはほとんどありません。１食で十数種類の食品を食べるのが普通で、糖質と同時に食物繊維、脂質、たんぱく質などをとりますから、何をどのくらい一緒に食べているかでＧＩ値は大きく変わります。

第3にＧＩ値はあくまでも糖質が主成分の食物を対象にしたものであり、肉類や魚介類のように脂質やたんぱく質が主成分の食品は対象外で計算不能。たとえば、豚肉は１００g当たり０・5gの糖質しか含まれていませんから、糖質50gを含む豚肉を食べてＧＩ値を測ろうとすると5kg以上も食べる必要があり、実質上測定が不能なのです。

第4にＧＩ値は正常人のデータを元にしており、血糖値が上がりやすい糖尿人にはそのまま当てはまりません。糖尿人は玄米などＧＩ値の低いものを普通に１人前食べても２００mg／dℓ以上の危険な食後高血糖を起こしてしまいます。私たちはそのことを高雄病院の５００人以上のデータで確認済みです。

糖尿人にとっては、ＧＩ値よりも食品に含まれる糖質の絶対量（g）のほうが重要です。ＧＩ値が高かろうが低かろうが、糖質1gは体重64kgの2型糖尿病患者の血糖値を約3mg上昇させ、1型糖尿病患者の血糖値を5mg上昇させます。

以上を踏まえると、糖尿人はもちろん健常人もＧＩ値にこだわるのではなく、糖質の絶対量を減らすべきです。

野菜、海藻、キノコでサプリいらず

ご飯やパンなどをできるだけ減らしたら、その分、糖質が総じて少ない野菜、海藻類、キノコ類を食べるようにするといいでしょう。いずれも食物繊維が豊富で腹持ちがよく、よく噛んで食べれば満腹感があって食べすぎを防ぐことができます。

野菜、海藻類、キノコ類は、いずれも現代人が不足しやすいビタミンとミネラルの宝庫です。さらに植物が作り出す微量な有用成分「フィトケミカル」が含まれ、有害な活性酸素を消去する抗酸化作用などを発揮してくれます。

野菜、海藻類、キノコ類を日々食べていれば、サプリメントに頼らなくても栄養バランスは整います。

これらの食材はサラダにしてもいいですし、スープや味噌汁などの具材としても活躍します。野菜のなかでもホウレンソウ、小松菜、チンゲン菜、モロヘイヤといった葉野菜、ブロッコリー、カリフラワー、ゴーヤ、ピーマン、キャベツ、白菜などは手に入りやすく、栄養価も高いので積極的にとり入れたいところです。

ただし、カボチャ、レンコン、ニンジン、ユリネ、ソラマメなどは糖質がやや多めに含まれています。

飾りや彩りに添えられている量なら気にしなくていいのですが、煮物などで食べすぎると糖質のとりすぎにつながる恐れがあります。

また、トマトは100g当たり糖質3～4gと低糖質食品なので本来は気にする必要はないのですが、フルーツトマトのように糖度の高いタイプは危険です。

海藻類の100g当たりの糖質は、素干しでワカメ8・6g、ヒジキ12・9g、テングサ（寒天やトコロテンの原材料）6・5g。メカブやモズクは、実際に食べるときは糖質ゼロです。

昆布だけは、例外的に素干しの状態で100g当たり糖質30gも含みます。出汁《だし》をとるぶんには問題ないのですが、昆布巻きや佃煮のように昆布そのものを食べるのは控えましょう。

キノコ類は椎茸、エノキタケ、シメジ、舞茸、エリンギ、マッシュルームといずれも糖質が少なく、食物繊維も多くて低カロリー。うま味成分も多いので、料理に加えると美味しさがアップします。

第11章

ヘルシーなイメージの飲み物にダマされるな！

スポーツドリンクは健康的？

食べ物と同じように飲み物でも糖質をカットするように心がけてください。液体は固形の食べ物より体内への吸収が速いので、血糖値を上げやすいのです。それだけインスリン追加分泌も起こりやすくなります。

初歩の初歩として、まずは最低限、糖質が多く含まれているコーラやサイダーなどの甘い清涼飲料水をやめることからはじめてみましょう。

また、スポーツドリンクや栄養ドリンク、エナジードリンクは、スポーティで健康的な印象をPRしていますが、糖質をたくさん含んでいます。

健康的だと思ってスポーツドリンクを常飲している人もいるようですが、スポーツドリンクは汗を大量にかくようなスポーツをするシーンを想定して作られているものであり、日常生活でガブガブ飲むのは間違いなのです。

日常生活で気兼ねなく飲んでほしいのは、無糖のミネラルウォーター、お茶（緑茶、番茶、ほうじ茶、ウーロン茶、紅茶、麦茶など）、ハーブティー、コーヒーなど。紅茶はストレート、コーヒーはブラックで飲むようにしましょう。

牛乳の落とし穴

健康的だと思って、朝食で牛乳、果物ジュース、野菜ジュースなどを飲んでいる人も多いと思いますが、いずれも糖質制限的には要注意の飲み物です。

牛乳はたんぱく質、脂質、ビタミンDといった栄養素を含んでいますが、コップ1杯（200㎖）で糖質10gほど含みます。

ご存知のように市販されている牛乳には、生乳そのものの「成分無調整」と「低脂肪乳」など成分を調整したものがあります。カロリー制限食では、より低脂質かつ低カロリーの低脂肪乳がすすめられますが、成分無調整の牛乳より低脂肪乳のほうが多くの糖質を含んでいます。

また、牛乳に含まれている糖質は「乳糖」というタイプ。日本人は体質的に乳糖を分解する能力が低いケースが多いため、牛乳を飲むとお腹にガスがたまったり下痢をしたりする「乳糖不耐症」の人が少なくありません。

乳糖は母乳にも含まれており、乳児のころは乳糖の分解がうまく進みます。けれども、成長するにつれて乳糖を分解する酵素の活性が下がり、分解できなくなるのです。

牛乳の代わりに飲むなら糖質などが添加されていない「無調整豆乳」がおすすめです。無調整豆乳ならコップ1杯（200㎖）で糖質6g程度であり、たんぱく質も牛乳より多く含まれてい

ます。

カフェチェーン店でカフェラテをよく飲む人は、無調整豆乳で作る「ソイラテ」にするといいでしょう。

油断大敵の果物ジュース

果物ジュースや野菜ジュースも油断できません。

果汁100％のオレンジジュース、グレープフルーツジュース、リンゴジュースなどには、コップ1杯（200㎖）で糖質20g以上と牛乳の2倍の糖質が含まれています。

しかも果物に含まれている「果糖」は、前述のように糖質のなかでは例外的にブドウ糖にほとんど代謝されないため血糖値は上げにくいのですが、肝臓で体脂肪として蓄積されやすいという特徴があります。

果糖は、ほかの糖質よりさらに太りやすいということです。

果物には、ブドウ糖やショ糖（ブドウ糖と果糖が結合したもの）といった糖質も含まれており、これらが血糖値を速やかに上げます。

果物を食べるなら生で少なめに食べるようにしましょう。生なら水分が多くて大量には食べられませんし、食物繊維も含まれていますから、糖質の体内への吸収がゆるやかになります。

デザートとして食べる際の1回当たりの目安量としてはイチゴなら5粒、リンゴやグレープフルーツなら4分の1個、キウイフルーツなら2分の1個。

同じ果物でもアボカドとオリーブには、糖質がわずかしか含まれていませんから、料理の前菜などに活用するといいでしょう。

野菜ジュースも油断大敵

野菜ジュースにも、原料の野菜に含まれている糖質が入っています。製品によって異なりますが、コップ1杯（２００㎖）に糖質12～14ｇが含まれているタイプもあります。甘くして飲みやすくするために果汁を加えると、さらに糖質量が増え、果物ジュースに匹敵するほどの糖質が体内に吸収されることになります。果物と同じように野菜も、ジュースではなくそのまま食べたほうがいいです。

同じ理由から、スムージーにも気をつけましょう。スムージーとは、野菜や果物などをミキサーなどでスムーズになるまで攪拌《かくはん》した飲み物。葉野菜だけで作れば青汁のようなものなので問題ありませんが、飲みやすくするためにバナナなど糖質の多い果物を入れると、糖質量が一気に増えます。

しかも、スムージーは噛まずに飲み込めますから、糖質が一気に体内に吸収されて血糖値が急上昇します。

「低カロリーでヘルシーだから」と、おにぎりと野菜ジュースという組み合わせを好む人もいますが、おにぎり1個で糖質40g、野菜ジュースと合わせると糖質50g以上をとることになりますから、糖質制限的にはNGです。

第12章

脂質は悪ではない

脂質を見方につける

次に脂質について説明しましょう。

カロリー神話から抜け出せないと「脂質＝悪者」という誤解をしてしまいますが、脂質はそもそも私たちの体の主要なエネルギー源です。

さらに体内のおよそ37兆個の細胞を覆う「細胞膜」を作り、ホルモンなどの原材料になるなど、脂質は人体を構成する成分としても重要な役割を担っています。それゆえ、「必須脂肪酸」というものがあるのです。必須脂肪酸は体内で合成できないので食事からとる必要があります。

糖質制限では糖質を控える分、脂質を摂取する割合は高まりますが、糖質制限をすることで「脂肪酸」や「ケトン体」という物質をエネルギー源として上手に使えるようになります。

オリーブオイルと魚油をとろう

糖質制限では脂質を積極的にとりますが、ひと口に脂質といってもさまざまな種類があります。

「とるべき脂質」もあれば、「避けたい脂質」もあるのです。

とりたい脂質の代表は、「オリーブオイル」と「魚油《ぎょゆ》」。

オリーブオイルは、オリーブの実を搾《しぼ》ったものです。主成分の「オレイン酸」は酸化に強く、心臓や血管などの「心血管疾患」の予防効果があります。

そんなオリーブオイルには幾つかの種類があります。どうせ買うなら、オリーブの実を搾って濾過《ろか》したのみで、加熱や化学的な処置をしていない「エキストラ・バージン」タイプにすべきです。商品のラベルに明記されているので、選んで買うようにしましょう。

もうひとつの「魚油」とは、その名の通り魚に含まれている油です。肉のアブラは常温では固形の「脂」ですが、魚のアブラは常温では液体の「油」。

なかでも健康サプリメントのCMでお馴染みのアジ、イワシ、サンマなどの青魚やマグロに含まれている「エイコサペンタエン酸（EPA）」「ドコサヘキサエン酸（DHA）」は、血液中で血の固まり（血栓《けっせん》）ができるのを防いだり、過剰な中性脂肪を抑えたりする効果があります。

このEPAとDHAは、「オメガ3脂肪酸」というグループに属しています。

オメガ3脂肪酸には、EPAとDHAのほかにも「α《アルファ》-リノレン酸」というものがあります。α-リノレン酸は「アマニ油」「エゴマ（シソ）油」に含まれていますから、オリーブオイルとともにこうした油を食事や調理で活用するといいでしょう。

このα-リノレン酸は、体内では合成できない必須脂肪酸です。EPAとDHAは体内でα-リノレン酸から合成できますが、必要量を合成することは難しいため、必須脂肪酸に準じた扱いを受けています。

「リノール酸」を避けよう

避けたい脂質は、「リノール酸」と「トランス脂肪酸」です。

「避けたい」と指摘しつつも、リノール酸は必須脂肪酸のひとつ。大豆油、コーン油、紅花油、これらから作られるサラダ油に含まれています。

こうした「植物油」は、安価なことから加工食品やファストフードなど日常よく口にしがちな食品に多く含まれていますし、家庭料理でも多く使われていますから、現代人はリノール酸をとりすぎ。だから必須脂肪酸といえども「避けたい」くらいが、ちょうどいいのです。

このリノール酸は、「オメガ6脂肪酸」というグループに属しています。先ほど触れたオメガ3脂肪酸（EPA、DHA、α-リノレン酸）とオメガ6脂肪酸の摂取比率は「1：1」から「1：2」が理想的とされます。それなのに日本人は「1：4」とリノール酸などのオメガ6脂肪酸をとりすぎているのです。

オメガ6脂肪酸をとりすぎると、体内で炎症が生じやすくなります。そして炎症が慢性的になると、アレルギー疾患や動脈硬化などの誘因になってしまいます。

サラダ油のような植物油は安価なので一般家庭に広く普及していますが、健康を重視するなら少々値が張ってもオリーブオイル、アマニ油、エゴマ（シソ）油などに切り替えるべき。すると値が張る分、大切に使うようになるので、油の使いすぎに注意するようにもなります。

「トランス脂肪酸」も避けよう

「トランス脂肪酸」は、何よりも避けるべき脂質です。「マーガリン」「ファットスプレッド」「ショートニング」などに含まれています。

食品パッケージの原材料表示にマーガリン、ファットスプレッド、ショートニングと記されていたらトランス脂肪酸が含まれていると思って避けるようにしましょう。

もっとも、トランス脂肪酸は食感や風味を上げるために食パン、菓子パン、ビスケット、ケーキといったお菓子に広く含まれています。

そもそもこれらの食品は糖質制限で控えるべき食品なのですが、トランス脂肪酸はファストフードのほか、総菜など加工食品にも含まれますから糖質を避けるだけでは安心できません。

トランス脂肪酸は、液体の植物油を水素で加工して人工的に固形化して作られたもの。そしてマーガリンは、高価なバターの代用品として人工的に開発されたものなのです。過剰に摂取すると体内で炎症を招くほか、「ＨＤＬコレステロール」を減少させて「ＬＤＬコレステロール」を増やし、動脈硬化とそこから生じる心臓病のリスクを上げてしまいます（詳しくは１９１ページで説明します）。

アメリカ食品医薬品局（ＦＤＡ）は２０１５年、工業的に作られた人工のトランス脂肪酸（部分水素化油脂）はもはや安全ではないとして、２０１８年から加工食品への添加を許可制にすると発表しました。事実上の添加禁止です。

世界保健機関（ＷＨＯ）も、トランス脂肪酸を１日の摂取カロリーの１％未満にするように勧告しています。

アメリカをはじめとする諸外国では食品に含まれるトランス脂肪酸の含有量を表示することが義務化されていますが、日本ではトランス脂肪酸の表示義務はまだありません。

すでにアメリカでは「マーガリンなどのトランス脂肪酸は体に悪い」という認識が広まり、市場は縮小しています。そのためアメリカ在住の日本人が帰国すると、日本のスーパーマーケットなどでマーガリンが堂々と大量に売られていることに大変驚くといいます。

低カロリーのマヨネーズの落とし穴

脂質とのつき合い方について、今度は「とるべき調味料」「避けるべき調味料」という視点から整理してみましょう。

まずはマヨネーズ。マヨネーズは大さじ1杯で脂質約9ｇを含み、約80㎉ですからカロリー制限食では避けるべき調味料の代表とされます。

しかし、糖質制限的にはＯＫです。手作りマヨネーズは卵、醸造酢、植物油、塩だけで作られており糖質ゼロ。日本の全国マヨネーズ・ドレッシング類協会は、砂糖など糖質の添加を認めていますが、昔ながらのマヨネーズなら大さじ1杯当たり糖質0・1gしか含みません。生野菜サラダなどにマヨネーズをかけると満足度が高く、美味しく食べられます。

〝低カロリータイプ〟や〝マヨネーズ風調味料〟などは、味を整えるために砂糖など糖質が多く添加されていることもありますから、パッケージの成分表示をチェックするようにしましょう。

マーガリンではなくバターを

バターは生乳から分離したクリーム（乳脂肪）を凝固させたもので80％以上が脂質です。

1かけら（食パン1枚に塗るくらいの分量で通常8g）60㎉ありますから、マヨネーズと同じくカロリー制限食では避けるように指導されてきた調味料です。

バターには「有塩」のものと「無塩」のものがありますが、どちらもほぼ糖質ゼロです。

食パンにたっぷり塗ったり、熱々のジャガイモに乗せたりするジャガバターのような使い方はおすすめできませんが、オムレツなど洋風の料理に適量を使うと、コクと風味がアップして料理の腕が上がったような気にさせてくれます。

かつて「バターは動物性脂質、マーガリンは植物性脂質だから、マーガリンのほうが健康的」

とされていましたが、いまではトランス脂肪酸を含まないバターのほうが遥かに健康的とされています。

実をいうとバターも少量ながらトランス脂肪酸を含みますが、これは牛の胃のなかで微生物が作った自然のトランス脂肪酸に由来するもの。先ほど説明した工業的に作られた人工のトランス脂肪酸とは違い、健康面でのリスクはありません。

近ごろはトランス脂肪酸を含まないマーガリンも登場していますが、バターと同じくらいの価格だとか。バターは生乳から作られる自然食品、マーガリンは植物油から作られる合成食品ですから、より自然なバターを口にするほうがいいです。

調味料で糖質が多くて避けたいものは、ソース類（トンカツソース、中濃ソース、ウスターソース、ドミグラスソース）、ケチャップ、焼き肉のタレ、甘味噌（白味噌、八丁味噌など）、ミリン、日本酒など。

一度に使う量が少量なら許容されることもありますから、どうしても使いたいときは量を加減してください。

第13章

酒とつまみと間食と上手につき合う

醸造酒はNG、蒸留酒はOK

カロリー制限食では左党には我慢が強いられるお酒も、糖質制限食なら無理に我慢する必要はありません。禁止されるものが増えるとそれだけストレスになりますから、お酒が好きな人はぜひ適量を楽しんでください。

お酒には「醸造酒」と「蒸留酒」がありますが、飲んでもOKなのは蒸留酒のほうです。

醸造酒は、ビール、日本酒、ワインのように穀物や果物などをアルコール酵母で発酵させて造るお酒ですが、アルコール以外にも糖質を多く含むのでNG。ビール中ジョッキ1杯（500㎖）には糖質15g以上、日本酒1合には糖質7g程度が入っています。しかも液体ですから体内への糖質の吸収も早いです。

一方、醸造酒を蒸留して造る蒸留酒は、焼酎、ウイスキー、ウォッカ、ブランデーなどありますが、アルコール以外に糖質は含まれていませんからOK（ジンとラムは例外的に100㎖当たり糖質0・1gを含みます）。

蒸留酒はアルコールのカロリー以外、糖質などの栄養素を何も含まない「エンプティ（空っぽの）カロリー」です。

これまでビールや日本酒で乾杯をしていた人は、それを焼酎の水割りやハイボール（ウイスキーの炭酸水割り）に代えるといいでしょう。

飲んでOKな醸造酒

醸造酒はNG、蒸留酒はOKといいましたが、飲んでいい醸造酒、控えたい蒸留酒もあります。醸造酒のなかでもワインは例外的に糖質が少なく、赤ワインや辛口の白ワインなら100㎖当たり糖質1・5〜2・0g程度。そのうち実際に糖類（ワインなら果糖とブドウ糖）は、辛口の赤ワインには100㎖当たり0・2gしか含まれておらず、しかもその多くが果糖で血糖値がほとんど上昇しません。

糖質が多い甘口の白ワイン、アイスワイン、スパークリングワイン、貴腐ワイン（カビの仲間である「貴腐菌」がついたぶどうから造られるワイン）などを避ければ、糖質オフの料理に合わせてワインを適量嗜むのはOKです。

近ごろは、「糖質ゼロ」をうたう発泡酒や第3のビールといったビール系飲料も増えてきました。〝休肝日〟には糖質ゼロでノンアルコールというビールテイスト飲料も人気。さらに糖質ゼロの日本酒も市販されるようになっています。これらの醸造酒は飲んでOKです。

ここでいう「糖質ゼロ」とは栄養表示基準に基づくものであり、100㎖当たり糖質0・5g未満を糖質ゼロとしています。含まれている糖質は100㎖当たり0・49gかもしれませんし0・

3gかもしれないということです。

ともあれ、糖質ゼロのビール系飲料を500㎖×2本で1ℓ飲むと、最大で糖質5g近くになる可能性もあるので、そのことを踏まえておきましょう。

飲んでNGの蒸留酒

蒸留酒で控えたいのは、糖質をたくさん含む果汁で割って作るカクテル。たとえば、ジンをオレンジジュースで割って作るスクリュードライバー1杯（200㎖）には糖質19g、ウォッカにライムジュースとジンジャーエールを入れて作るモスコーミュール1杯（150㎖）には糖質9・4gが含まれます。

ジンベースでは、「ギムレット」「ジンライム」「ジンリッキー」「マティーニ」が、ウオッカベースでは、「ブラディーメアリー」「ウォッカマティーニ」がOKカクテルです。

ウォッカやジンを割って飲むなら糖質ゼロの炭酸水かミネラルウォーターにしましょう。果実の風味が欲しいなら、レモンやライムの薄切りを添えるといいです。

いうまでもありませんが、糖質が入っていないからといってお酒をガブガブ飲むのは論外。肝臓など内臓の負担となります。

厚生労働省では、純アルコール換算で1日20gまでを適量としています。焼酎（25度）なら小さなコップ1杯（100㎖）、ウイスキー、ジン、ウォッカならダブル1杯（60㎖）、糖質ゼロのチューハイ（度数7％）なら350㎖缶1本が目安となります。

また、酒豪でも毎日飲むのではなく、週2、3日はお酒を飲まない〝休肝日〟を設けて、体を労《いたわ》ってください。

ほろ酔い気分だと理性のサイドブレーキが外れて食欲が暴走しそうになりますが、おつまみもチーズ類、ナッツ類、お新香といった糖質が少ないものにしましょう。

念のため指摘しておきますが、酔いに任せて〆の麺類やご飯を食べるのは御法度です。

塩味や醬油味のサッパリ系菓子に注意

多忙なビジネスパーソンだと、夜遅くまで夕食をとれないことが多いのではないでしょうか。昼食は正午前後だったのに、夕食は20時すぎ……そういうときは我慢せずに間食しましょう。私自身、毎日のように間食をしています。

とはいえ、間食の一般的な定番は〝糖質まみれ〟。チョコレートやクッキー、ケーキ、プリン、饅頭《まんじゅう》、羊羹《ようかん》など、間食として頭に思い浮かぶものは糖質をたくさん含むものばかりです。小腹が空いたとしても、これらには手を出さないようにしましょう。

間食で糖質をとっていたら、その度に血糖値が上がってインスリン追加分泌を招きますから目も当てられません。

勘違いしがちなのですが、甘くない塩味や醤油味のポテトチップス、煎餅《せんべい》、あられなどのスナック菓子や焼菓子も、ジャガイモ、米、トウモロコシといった穀物を原料としていますから糖質が豊富です。

会社の同僚が出張土産に買ってくるようなものは、だいたい糖質が豊富ですから、気持ちだけありがたくちょうだいしておきましょう。

そう書くと「間食OKといっておきながら、つまめるものがないじゃないか」とお叱りを受けそうですが、心配しないでください。糖質制限の頼れる間食の2《ツー》トップがあります。

それは「チーズ」と「ナッツ」です。

ミックスナッツを昼食代わりにすることも

チーズとナッツ、どちらも脂質が多くて腹持ちがよく、小腹を満たすのに最適です。しかも、コンビニなどで簡単に手に入ります。

チーズにはたんぱく質、脂質、ミネラルが豊富です。そして、クルミやアーモンドなどのナッツ類にはビタミン、ミネラル、食物繊維、オメガ3脂肪酸（137ページ参照）などの栄養素が含まれています。

ただし、ナッツ類のなかでもカシューナッツは100g当たり糖質20gと例外的に糖質を多く含むので、食べすぎないように気をつけてください。

私も仕事が忙しくて「今日はゆっくり昼食をとる時間がないな」というときは、ミックスナッツ1袋をカバンに入れておいて、昼食の代わりにつまむことがあります。

ミックスナッツは1袋（100g）を全部食べても約600kcal、糖質13〜14gなのでスーパー糖質制限食でもOK。ミックスナッツには塩気が強いものもありますから、気になる人は塩分不使用の素焼きタイプを選ぶといいでしょう。

チーズとナッツ以外にも、コンビニなどでは糖質オフの間食がいろいろと手に入ります。

ゆで卵、鶏ささ身薫製、スルメイカ、貝柱やウルメイワシの干物などは糖質が少なく、どれも食べごたえがあってたんぱく源としても優秀です。

第14章

糖質制限が続く柔軟な発想法

食品添加物に過敏？

百害あって一利なしの糖質を極力減らすことが健康的な食生活の土台。そのうえで産地にこだわったり、食品添加物がなるべく入っていない自然食品を選んだりすれば、さらに健康的です。

逆にいうなら、オーガニック食品にこだわったり、家庭菜園で野菜やハーブなどを手作りする、いわゆるスローフード的でナチュラルな食生活を志向したとしても、摂取カロリーの60％を糖質からとるような生活を続けていたら台無しというわけです。

私たち人類は700万年もの間、ずっと糖質を大量にとるような暮らしをしてきませんでした。ところが第二次世界大戦後、食料事情が豊かになった結果、現代のように糖質過多となりました。これほどヒトの体に不自然なものはないのです。

自然な食事は大事にしたいものですが、食品添加物について敏感になりすぎるのも考えもの。食品添加物には第9章で説明した「人工甘味料」だけでなく、「人工保存料」「化学調味料」「合成着色料」などがあります。現代において、そのいずれも含まないような食品を選ぼうとすると手間暇とコストが異様にかかってしまうのです。

こうした食品添加物を避けるのは、実際問題としてハードルが高すぎますから、上手くつき合っていくようにしたほうが現実的です。

食品添加物を無闇に恐れなくていい

臨床生化学を専門にする鈴鹿医療科学大学保健衛生学部の長村洋一教授は、こうおっしゃっています。

「大切なのは食品添加物の量であり、法律を守っている食品なら有害となる閾値《いき》（ある反応を引き起こすために必要な最少の強度や刺激量）を遥かに下回る量しか添加されていないので無闇に恐れる必要はない」

この意見に私は全面的に賛成であり、私が人工甘味料を否定しない理由でもあります。

かといって不自然なほど真っ黄色に着色された「たくあん」や、栄養成分表示に食品添加物が何行にもわたって列記された加工食品やファストフードを「安全だから食べてもＯＫ」というわけではありません。

可能な限りナチュラルな食品を選びたいと思うのは人情だと思いますが、オール・オア・ナッシング（全か無か）という発想に囚《とら》われてしまい、少量の食品添加物も許さないと過敏になると食生活が極端に窮屈になって長続きしません。

糖質に対する考え方も同じです。糖質ゼロなら血糖値は上がりませんし、インスリンの追加分泌も起こりませんから完璧です。ところが、私たちは糖質に３６０度完全包囲されているような食の環境下にいますから、完全に糖質ゼロにすることは現実的には不可能であり、続けることもできません。

ビタミンCはヒトの体内では作れないので、野菜を食べるなどして確保しなくてはいけません。その野菜には少量の糖質が含まれていますが、当然ご先祖も食べていましたし、ヒトには必要不可欠なものです。食品添加物に関しても、添加物が多いものと少ないものを二者択一で選ぶときには、少ないものを選ぶようにする程度でよしとしましょう。

1日3食でも2食でも好きなほうでOK

1日3食が規則正しい食生活の基本とされていますが、糖質制限食は1日3食でも2食でもOK。ライフスタイルに応じて好きなほうを選んでください。かくいう私は1984年、34歳のときに断食を経験したことをきっかけに、朝食抜きの1日2食となりました。

そもそも江戸時代初期まで、日本では1日2食が普通だったのです。

14世紀に成立した後醍醐天皇撰の『日中行事』は宮中における日々の行事などを記した書物ですが、そこには「朝の御膳は午《うま》の刻なり」との記載があります。午の刻というのは正午頃のこと。つまり、この時代の貴族たちは朝食抜きの1日2食で、夕食が申《さる》の刻(午後4時頃)だったのです。

日本で1日3食になったのは、江戸時代初期からのようです。そのきっかけと考えられているのが、1657年の明暦の大火。江戸時代最大の被害を出した大火事ですが、そこから復興するときに「1日3食、銀しゃりが食べられる」とアピールして日本中から大工さんを集めたことが契機となり、以後、1日3食が普及したという説が有力です。

イギリスやフランスなど欧州各国でも、1日2食から3食になったのは18世紀であり、現代では常識のように思われている「1日3食」の歴史は実は浅いのです。

1日1食を試してみた

英語で朝食は「breakfast」ですが、これは「朝、ご飯を食べる」という意味ではなく、1日で最初の食事という意味。「夜から続く断食（fast）を破る（break）」ということを意味しますから、かつてのbreakfastはひと仕事終えてようやく食事の準備が整った正午頃食べていたのでしょう。

食糧難が日常化していたその昔、朝起きてまだ何の活動もしていないのに食事をとるような贅沢はできません。

考えてみると、現代の日本のように朝起きたとき、キッチンや近所の店に行けば食べ物にありつけるというのは極めて幸せな状況なのです。コンビニはもちろん、冷蔵庫もない時代には食べ物を保存しておくこともできませんから、朝起きてすぐ朝食を食べるのは困難だったに違いありません。世界的に見ても、いまでも伝統的なライフスタイルを保っている部族は、朝食抜きの1

日2食が多いようです。

私は3カ月ほど1日1食を試みたことがあるのですが、その後、1日2食に戻した経緯があります。この間、空腹感はなかったのですが、食事の喜びや楽しみを大切にするという観点から1日2食に戻したのです。

現代人にとっての食事は単なる栄養補給ではなく、美味しく楽しく味わうもの。食べることは人生の大きな楽しみです。

1日1食にしてしまうと、2食に比べて食事を味わう回数が半減します。人生100年が当たり前の時代に突入しようとしていますが、100年間だと3万6500回の食事の楽しみが消滅する計算になります。それでは寂しいと思うのです。

BMIから理想の体重を知る

糖質制限に限らず、ダイエットをするときには目標体重を定める必要があります。身体の成長が終わる20歳前後の体重、あるいは体調がよくて活発に活動できた20代の頃の体重がひとつの基準となります。

もし、その体重を覚えていない場合、「BMI」（ボディ・マス・インデックス＝体格指数）を目安にするといいです。

ＢＭＩとは、体重（kg）をメートル換算した身長で2回割ったもの。体重65kgで身長１６５cmなら、「65÷1・65÷1・65≒23・8」と計算します。

ＢＭＩは体脂肪率との相関関係が高いことから、国際的にも肥満度の判定に用いられています。日本肥満学会では、ＢＭＩ18・5未満を「痩せ（低体重）」、18・5〜25未満を「普通（普通体重）」、25〜30未満を「肥満（過体重）」としています。

健常人でＢＭＩ18・5未満の人は痩せているわけですから、ダイエットは不要。太りすぎは万病の元ですが、痩せているほど健康なわけではなく、痩せすぎも疾病リスクを高めます。有害な糖質を制限しながら、たんぱく質や脂質からカロリーをとってＢＭＩを適正化しましょう。

日本人は痩せていても糖尿病のリスクは下がらないので、糖尿人はカロリー制限ではなく糖質制限をして、やはり適切なＢＭＩを目指すようにするといいです。

目指すべきは「ＢＭＩ20・0〜25・0」

かつては「ＢＭＩ22・0」が最も健康だとされていました。しかし、世界がん研究基金の２００7年の報告では、がん予防には「ＢＭＩ20・0〜25・0未満」を目標にすべきだとしています。世界5大医学雑誌のひとつ『ランセット』誌に発表された論文では、欧米人は「ＢＭＩ22・5〜25・0」だと総死亡率が最も低いとしており、同じく世界5大医学雑誌のひとつ『ニューイングランド・ジャーナル・オブ・メディシン』誌に発表された論文では、アジア人は「BMI23・0〜27・0」だと総死亡率が最も低いとしています。

これらを勘案するとBMIは少なくとも20・0以上を確保すべき。BMI20・0〜25・0と幅をもたせて、自分が一番コンディションのいい体重を目指すのが現実的だといえます。

厚生労働省の『日本人の食事摂取基準（2015年版）』では年齢別に、18〜49歳は「18・5〜25・0未満」、50〜69歳は「20・0〜25・0未満」、70歳以上は「21・5〜25・0未満」を目指すように指導しています。

糖質制限を実践している私は身長167cmで体重57kgですから、BMIは20・4。学生時代の体型をとり戻して、アクティブな毎日を健康的に過ごしています。

なお、目指すべきBMIから体重を逆算するときは、次の計算式を用いましょう。

◎目標体重を求める公式

目標体重（　）kg＝身長（　）m×身長（　）m×BMI20・0〜25・0

計算例：身長165cmでBMI22・0を目指すなら「1・65×1・65×22≒60kg」と計算

第15章

糖質制限で健康的に痩せられるワケ

カロリー神話、脂質神話はウソだった

自分に合った糖質の減らし方を学んだところで、この章ではいよいよ糖質制限食が及ぼす影響について説明したいと思います。

どうして糖質制限をすると痩せて健康になれるのかを確かな理屈として頭に入れておくと、糖質制限を続けようというモチベーションが一層高まります。

さて、糖質制限食が提唱されるまで、ダイエット界は2つの伝説的な神話に長らく支配されていました。それはカロリーのとりすぎで太るという〝カロリー神話〟、脂質のとりすぎで太るという〝脂質神話〟です。

肥満とは単に体重が重たいことではなく、「余分な体脂肪をためすぎた状態」ですから、食べすぎと運動不足によってカロリーが余ると肥満を加速させます。このように摂取カロリーと消費カロリーのバランスは、太るか、痩せるかを決める重要ポイントですが、実はそれだけでは現代における肥満の増加は説明できません。

日本人の摂取カロリー（1日）の平均は高度成長期以降減り続けており、近年は横ばいの状況が続いています。それでも日本人で肥満に悩む人は30代以降の男性を中心に増え続けて、一向に安定する気配がないのです。

肥満が誘因となっている糖尿病の罹患率《りかん》も、右肩上がりに増え続けています。

肥満・糖尿病大国アメリカの失敗

アメリカでは、日本以上に肥満と糖尿病が深刻です。ファストフードや加工食品などの普及によるカロリー過多と、モータリゼーションによる活動量の低下がいち早く起こり、1970年代に肥満が増え、心臓病などで多くの国民が亡くなる深刻な事態を招きました。

そこで目の敵にされたのは食べてカロリーになる3大栄養素のなかで、単位重量当たりのカロリーが最も高い脂質でした。全米をあげて脂質の摂取を減らすキャンペーンが繰り広げられた結果、1971年から2000年の30年間で1日の摂取カロリーに占める脂質のエネルギー産生栄養素バランスを36・9％から32・8％へと4％以上削減することに成功しました。

ところが予想に反して、肥満率は14・5％から30・9％へと倍増。糖尿病の患者数も1995年の800万人から2005年には2080万人と、10年間で2・5倍に増えるという悲惨な結果を招いたのです。

肥満や糖尿病の原因がカロリー過多でも脂質のとりすぎでもないとしたら、一体何が原因なのでしょうか？　そこで注目されたのが糖質だったのです。

日本では、1955年にはエネルギー産生栄養素バランスに占める糖質の割合は80％近かったのですが、高度成長期以降、1日の摂取カロリーが右肩下がりに減るにつれて60％前後に落ち着いています。

それに対してアメリカでは、脂質悪玉説が提唱されはじめた1971年には糖質のエネルギー産生栄養素バランスは42・4％だったのですが、脂質悪玉説に騙されてせっせと脂質を減らした結果、糖質の摂取量が相対的に高まってしまい、2000年には糖質のエネルギー産生栄養素バランスが49％まで6％以上も増えてしまったのです。

こうした事態を反映してアメリカで登場したのが、ロバート・アトキンス医師が提唱した「アトキンスダイエット」に代表される糖質制限食だったのです。

血糖値が上がると〝肥満ホルモン〟が出る

では、なぜ糖質をとりすぎると太り、糖質を控えると痩せられるのでしょうか。これまで食後高血糖とその後のインスリン追加分泌、高インスリン血症を肥満と生活習慣病の元凶と再三再四指摘してきましたが、ここでその理由をさらに詳しく説明しましょう。

糖質のとりすぎで太る理由は、とてもシンプルです。

糖質をとると血糖値が上昇します。栄養源となる血糖を全身の細胞と組織にとり込ませると同時に、血糖値を安静レベルまで下げるため、胃の後ろ側にある長さ20㎝ほどの細長い消化器官「すい臓」にある「ランゲルハンス島β《ベータ》細胞」というところから、インスリンが分泌されます。

インスリンは常時一定量ずつ基礎分泌されているのですが、食後に血糖値が急上昇すると大量に追加分泌されて血液中にあふれ、「高インスリン血症」となります。

このインスリンこそが肥満を加速させる〝肥満ホルモン〟であり、血糖値を急激に上げない糖質制限食はインスリンの過剰分泌をブロックして痩せる体質へ導くのです。

体脂肪の根源は余った血糖

インスリンについて、もう少し詳しく見てみましょう。

インスリンは、血糖値を下げる唯一のホルモンです。

逆に血糖値を〝上げる〟ホルモンは「グルカゴン」「アドレナリン」「成長ホルモン」「コルチゾール」など数種類あるのに対して、血糖値を下げるのはインスリンだけなのです。

おさらいすると糖質には、ご飯やパン、麺類、イモ類などに多い「デンプン」、お菓子や甘い清涼飲料水などに多い「砂糖」、果物などに多い「果糖」や「ブドウ糖」、牛乳・乳製品などに多い「乳糖」などがあります。

果糖を除くと、これらの糖質は消化後に分解されてブドウ糖となり、小腸から体内に吸収されます。このブドウ糖を「グルコース」と呼び、血液中のブドウ糖が「血糖」、１００mℓ（１dℓ）

中の血糖の値を「血糖値」といいます。

血糖は、とくに脳や赤血球、眼球の内側にある網膜などが好むエネルギー源ですが、それ以外の全身の細胞が利用します。ところが運動時を除くと、食事でとった糖質が細胞で残らず消費されることはあり得ません。

食後に血糖値が上昇すると、インスリンが大量に追加分泌されます。すると血糖が主に筋肉の細胞にとり込まれ、まずエネルギー源として利用されます。それでも余ると血糖は「グリコーゲン」というかたちで筋肉と肝臓の細胞に蓄えられます。これらの細胞で消費したり蓄えきれない血糖は、インスリンによって脂肪細胞にとり込まれ、「中性脂肪」となるのです。

血糖はインスリンの働きで肝臓の細胞にもグリコーゲンとして蓄えられます。しかし、肝臓と筋肉の細胞に蓄えられるグリコーゲンは限られており、肝臓に70〜80g、筋肉200〜300gほどしかありません。

1日3食に加えて間食でも糖質をとっていると、肝臓と筋肉のグリコーゲンの貯蔵タンクはいつもほぼ満杯状態です。

そこで引き受け手がなくなった血糖は、インスリンによって最終的に脂肪細胞へと回されて中性脂肪に合成されて体脂肪となります。体脂肪の大半はこのように余った血糖から合成されているのです。

血糖値を上昇させないことが大事

インスリンが追加分泌されると、血糖を受け入れる筋肉と脂肪の細胞内では、ブドウ糖をとり込むための「糖輸送体4」（グルコース・トランスポーター4＝GLUT《グルット》4）が細胞の表面へと移動してきます。

GLUT4によってブドウ糖を筋肉と脂肪の細胞にとり込むと、血糖値は下がります。一方で、空腹時に続いている脂肪細胞での体脂肪分解はストップし、血液中にあふれている血糖が脂肪細胞にとり込まれて体脂肪として蓄えられます。

このように体脂肪の蓄積を促し、その分解にブレーキをかけることから、インスリンを〝肥満ホルモン〟と呼ぶのです。

太りすぎると、インスリンの効きが悪くなる「インスリン抵抗性」が起こります。こうなると血糖を下げるために、いままでより大量にインスリンを分泌する必要があるので、「高インスリン血症」になります。高インスリン血症になると太るので、さらにインスリンの効きが悪くなります。こうして肥満と高インスリン血症の悪循環に陥り、肥満ホルモンが猛威を振るうようになるのです。

糖質制限をすると食後の血糖値が上がりにくくなり、肥満ホルモンであるインスリンの追加分

泌が起こりにくく、痩せやすくなります。

反対にいくらカロリー制限をしたとしても、糖質をとっていたら血糖値が上昇して、肥満ホルモンであるインスリンが過剰に分泌されますから、痩せにくいのです。

体は脂肪をためこむようにできている

インスリンに肥満ホルモンという不名誉なレッテルを貼りましたが、インスリンは不要なものではありません。むしろ人体に欠かせないホルモンです。

インスリンの基礎分泌がないと、全身に高度な「代謝失調」が生じてしまい、生命を失う危険性があるのです。

「糖質をたくさんとっても、運動をすればインスリン追加分泌なしで血糖値が下がる」といわれることがあります。しかし、これはインスリンの基礎分泌が確保されているという大前提があってのこと。もし、インスリンの基礎分泌が不足している状態で運動をすれば、血糖値はかえって上昇してしまうのです。

また、肝臓での「糖新生」も、インスリンの基礎分泌がなければ制御不能となり、空腹時血糖値が正常値100mg／dℓのところ、300～400mg／dℓか、それ以上の値にさえなってしまいます。

糖質をとって血糖値が上昇したときにインスリン追加分泌がなければ、筋肉や脂肪の細胞は血糖をとり込めないので、高血糖状態が解消されなくなります。

このようにインスリンの基礎分泌は人体に必要不可欠であり、それがなければヒトは死んでしまうのです。

インスリン追加分泌がなくても、脳の神経細胞や全身に酸素を運んでいる血液中の赤血球は、血流さえあればブドウ糖をエネルギー源としてとり込むことができます。脳の神経細胞と赤血球に備わっている糖輸送体は「ＧＬＵＴ１」というタイプで、インスリンの刺激がなくても常に細胞表面でスタンバイして血糖を待ち構えているからです。

また、先進諸国を中心に肥満が国家的な課題となったのは糖質を過剰にとるようになった第二次世界大戦後であり、それまでの人類７００万年の歴史は飢餓との戦いでした。

当座使われない血糖を排泄しないで体脂肪に変えてエネルギー源として貯蔵するインスリンの働きがあったからこそ、寒い季節のように食料が手に入りにくいときに体脂肪を少しずつ分解し、食料不足を乗り越えてきたのです。

インスリンの本質は、体脂肪というエネルギー源を蓄える〝飢餓克服ホルモン〟。それが大戦後の糖質にまみれた飽食の時代では逆効果になっているだけなのです。

第16章

糖質制限の3大効果

糖質制限で体脂肪が燃焼しやすくなる

肥満を招く元凶はインスリンの過剰分泌。それを招くのは3大栄養素のなかで唯一、糖質だけ。「脂肪を操るインスリン（肥満ホルモン）を糖質が操る」という仕組みです。

糖質制限をしていれば、インスリンの分泌を最小限にとどめられるので、ダイエットに効果的なのです。

それ以外にも糖質制限にはダイエットを強力に後おししてくれる3つの効果があります。順番に説明していきましょう。

第1の効果は、常に体脂肪が燃える体質に変わること。

エネルギー源になるのは、食べてカロリーになる糖質、脂質、たんぱく質の3大栄養素であることは、前述した通りです。このうち日常生活で主にエネルギー源になるのは糖質と脂質ですが、そのうち糖質を制限するとなると、消去法で脂質（体脂肪）が使われやすくなるのは当然のことです。

その体脂肪は、「皮下脂肪」と「内臓脂肪」として蓄えられています。体脂肪の正体は中性脂肪なのですが、さらに細かくいうと中性脂肪は3個の「脂肪酸」と1個の「グリセロール」で構成されています。

体脂肪の正体である中性脂肪が体内で分解されると脂肪酸となり、全身の細胞のなかにある「ミトコンドリア」という細胞小器官でエネルギーに変換されます。

ミトコンドリアは体内で唯一、脂肪を燃焼してエネルギーに変換できる〝エネルギー生産工場〟のような役割を担っているのです。

一方で中性脂肪の分解物である脂肪酸から、肝臓で「ケトン体」という物質が合成されます。このケトン体もミトコンドリアでエネルギー源として日常的に利用されています。

糖質制限をすると、肝臓でケトン体の合成が活発になります。脂肪酸にケトン体が加わり、「脂肪酸＋ケトン体」というエネルギー系が確立されると、体脂肪がより効率的に消費される体質になるのです。

■体脂肪の正体「中性脂肪」の構造

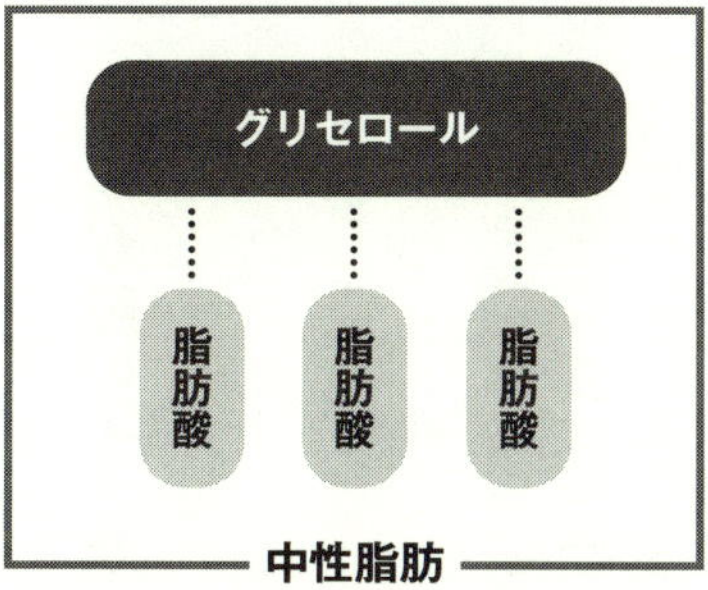

ところが、糖質をとるとその度にインスリンが分泌されて、中性脂肪の分解にストップをかけてしまいます。すると「脂肪酸＋ケトン体」はエネルギー源になりにくく、「糖質＋グリコーゲン」中心のエネルギー系がメインになって、体脂肪の燃焼が滞ってしまうのです。

平均的な日本人は摂取カロリーの約60％を糖質が占めているわけですから、多くの人は体脂肪の燃焼が滞っていると想像できます。

脂肪が脳のエネルギー源になる

「脳のエネルギー源はブドウ糖だけだから、糖質制限をすると頭が働かなくなる」という誤解が、一般の人だけでなく医師や栄養士にもあるようです。しかし、脳を構成している神経細胞のエネルギー源は、ブドウ糖だけではありません。

脂質の代謝物であるケトン体もエネルギー源になるのです。

脳の神経細胞を養う毛細血管には「血液脳関門」という〝関所〟のようなところがあります。ブドウ糖はこの関所を通過できるのですが、脂肪酸は分子が大きすぎて通過できません。

ところが、脂肪酸から生じるケトン体はこの関所を通過できるため、脳の神経細胞のエネルギー源になるのです。

糖質制限をすると「脂肪酸＋ケトン体」のエネルギー回路が活性化しますから、脳の神経細胞がエネルギー不足になって頭が働かなくなることはありません。

世界中の医学生や医師たちが頼りにしている生理学のテキスト『ガイトン臨床生理学』には、次のように記されています。

「イヌイット（カナダ北部などに住むモンゴロイド系の先住民族）はときどき完全脂肪食を摂取するが、通常、ブドウ糖しかエネルギー源として利用しない脳細胞もこのときは50～70％のエネ

ルギーを脂質代謝産物であるケトン体から得られるようになる」

冬季になるとアザラシやクジラなどしか食料がなくなるイヌイットの完全脂肪食は、いわばスーパー糖質制限食です。

糖質制限をすると頭が働かないという批判は、こうした文化人類学的、生理的な事実を無視した風評被害のようなものです。

そもそも糖質制限を実践していても、肝臓の糖新生によって脂質とたんぱく質から糖質が作られますから、血糖値は常に正常に保たれます。

脳の神経細胞と違って血液中の赤血球はブドウ糖しかエネルギー源にできませんが、それでも糖新生によって何の問題も起きないのです。

自分の体で糖質を作り出す「糖新生」

糖質制限の第2の効果は、肝臓で糖新生が常に行われるようになって、そのプロセスで多くのエネルギーが消費されて、痩せやすくなること。

先ほどからたびたび「糖新生」という言葉が出ていますが、ここで詳しく説明しておくことにしましょう。

糖新生は、たんぱく質から分解された「アミノ酸」、中性脂肪から分解された「グリセロール」、さらには糖質（ブドウ糖）が筋肉で代謝されて生じる「乳酸」などを材料に肝臓でブドウ糖を合成して、血糖値を維持する仕組みのことです。

つまり、私たちは自分の体で糖質（ブドウ糖）を作り出すことができるということです。

3大栄養素のうち、たんぱく質を構成するアミノ酸には人体で合成できない「必須アミノ酸」があり、脂質にも体内で合成されない「必須脂肪酸」があります。

すでに触れたように、必須アミノ酸と必須脂肪酸は毎日食事からとるしかないのですが、糖質は体内で糖新生によって作り出せるので〝必須糖質〟というものはないのです。

糖質をまったくとらなくても大丈夫

睡眠時や空腹時は、心臓の筋肉（心筋）や全身の筋肉（骨格筋）など、私たちの体の細胞の多くは「脂肪酸＋ケトン体」が主なエネルギー源となっており、ブドウ糖をほとんど使っていません。睡眠時や空腹時でもブドウ糖を主なエネルギー源にしているのは、赤血球、脳、眼球の内側にある網膜など特殊な細胞だけなのです。

食後2時間くらいまでは、食事から摂取したブドウ糖を利用します。それ以降は肝臓にグリコーゲンという形で蓄えている糖質を分解して血糖値を一定に保つようになります。

さらに時間が経過すると、今度は肝臓の糖新生で糖質を作って血糖値を一定に保つようになりますが、その頃には心筋や骨格筋など全身の細胞の主なエネルギー源は「脂肪酸＋ケトン体」に切り替わっていきます。

したがって睡眠時や空腹時の心筋や骨格筋の主なエネルギー源は、日ごろ普通に糖質をとっている人でも、実はブドウ糖ではなく「脂肪酸＋ケトン体」なのです。

人類７００万年の進化の歴史が作り上げてきたヒトの体は、１日の多くの時間帯において、「脂肪酸＋ケトン体」を主なエネルギー源にしているのです。

一方の「ブドウ糖＋グリコーゲン」は、原始時代の緊急事態（闘争や逃走など激しい筋肉の収縮時）や運よく果物などの糖質を摂取できたときだけの予備的なエネルギー源だということです。

糖質制限をすると食事による血糖値上昇が少ないので、たとえばステーキを食べている最中にも、肝臓では糖新生が活性化しています。

ブドウ糖を作り出すための糖新生のプロセスにおいては、メインのエネルギー源は脂質（脂肪酸）ですから、脂肪の分解と燃焼によるダイエット効果が非常に高いのです。

人体には脂肪酸やケトン体を使えないため、ブドウ糖だけをエネルギー源にしている細胞があります。先に触れた通り、それは人体で唯一、赤血球だけです。

脂肪酸やケトン体をエネルギー源にするには、細胞内にミトコンドリアが必要ですが、赤血球だけは細胞内にミトコンドリアを持たないためブドウ糖しかエネルギー源に使えないのです。

たんぱく質は〝熱消費〟が大きい

糖質制限の第3の効果は、「食事誘発性熱産生」（DIT）が増えて、カロリー消費を底上げして痩せやすくなること。

ＤＩＴとは、栄養素の消化吸収にともなって生じる熱のことです。食事をすると体が温かくなって軽く汗ばんだりしますが、それは体内でＤＩＴが盛んになっている証拠なのです。

ＤＩＴは、３大栄養素によって異なり、「糖質6％、脂質4％、たんぱく質30％」とされています。それぞれ１００㎉を摂取したと仮定すると、「糖質6㎉、脂質4㎉、たんぱく質30㎉」が熱に変わって消費されるということです。

厚生労働省では、1日の摂取カロリーのうち10％がＤＩＴで消費されると試算しています。これは「糖質60％、脂質25％、たんぱく質15％」という日本人の平均的なエネルギー産生栄養素バランスから推定されたものです。

高雄病院のスーパー糖質制限食の摂取カロリー比率は「糖質12％、脂質56％、たんぱく質32％」。最も熱に変わりやすいたんぱく質の摂取量が増えるので、ＤＩＴ全体が底上げされて痩せやすくなるのです。

たんぱく質は食事から日々補う

ＤＩＴを高める以外にも、たんぱく質の摂取を増やすことがダイエットを成功に導く大切なポイントになります。

カロリー制限によるダイエットでは、脂質を含む肉類や魚介類といったたんぱく源をセーブしすぎるため、たんぱく質が不足する恐れがあります。**たんぱく質が不足すると筋肉が落ちやすく、基礎代謝と消費カロリーが下がって太りやすくなります。**

その点、糖質制限ではたんぱく質の摂取量はむしろ増えますから、たんぱく質の不足で筋肉が落ちることはありません。

たんぱく質は全身のパーツを作っていますが、とくに筋肉や骨の原材料として重要な役割を果たしています。筋肉は水分を除くとほとんどが「アクチン」と「ミオシン」というたんぱく質からなり、骨の半分くらいは「コラーゲン」という繊維状のたんぱく質からなるのです。

筋肉や骨をはじめとする全身のたんぱく質は分解と合成を繰り返しており、毎日３％ずつ入れ替わっています。

体重70kgの男性なら全身のたんぱく質約２５０〜３００ｇが毎日入れ替わっています。このうち食事から吸収されるたんぱく質は約100gですが、これを必須アミノ酸がバランスよく含まれている肉類や魚介類などを食べて補うのです。

全身のたんぱく質の分解で生じたアミノ酸のうち、約70％はそのまま再利用され、残り30％は血液中に排泄されます。そして、肝臓で糖新生やたんぱく質の合成などに利用されます。

たんぱく質のとりすぎは心配ナシ

一般的な食事でのたんぱく質の摂取量は体重1kg当たり0・8～1・0g、つまり体重65kgなら52～65gとなりますが、スーパー糖質制限食ではその倍以上、体重1kg当たり2・0g以上をとります。

私自身は体重57kgで1日130～140g、体重1kg当たり2・5g前後のたんぱく質を毎日とっていますが、健常人でも糖尿人でもたんぱく質のとりすぎを心配する必要はありません。

厚生労働省の『日本人の食事摂取基準（2015年版）』では、各栄養素の過剰摂取による健康障害の回避のため、許容上限量を設定しています。

もっとも、ビタミンA、D、E、葉酸、カルシウム、カリウム、ナトリウムなどには許容上限量が設定されていますが、たんぱく質には許容上限量は設けられていません。

その点について、策定検討会の報告書では次のように述べられています。

「たんぱく質の耐容上限量は、たんぱく質の過剰摂取により生じる健康障害を根拠に設定されなければならない。しかし現時点では、たんぱく質の耐容上限量を設定し得る明確な根拠となる報告は十分には見当たらない。そこで、耐容上限量は設定しないこととした」

アスリートの世界では筋肉を増やすために体重１kg当たり２・０g以上のたんぱく質をとることは珍しくありませんし、体重１kg当たり４・０gとっても副作用はないという報告もあります。以上のような考察を踏まえると、健常人がたんぱく質のとりすぎを心配する必要はないと考えられます。

糖尿病性腎症でたんぱく質の制限は必要ナシ

たんぱく質から生じる「窒素」は腎臓から体外に排泄されるので、たんぱく質の過剰摂取は腎臓に負担をかけるといわれます。

もし糖尿病で腎臓の機能が低下する「糖尿病性腎症《じんしょう》」に罹った場合、たんぱく質を多くとる糖質制限を続けてもいいのでしょうか。

日本腎臓学会編『エビデンスに基づくCKD診療ガイドライン２０１４』では、eGFR（推算糸球体濾過量）が60㎖／分以上あれば、顕性《けんせい》たんぱく尿の段階でも、「たんぱく質は過剰な摂取はしない」という表現で、「制限」という文言の記載はありません。

ちょっとわかりにくいので、できるだけわかりやすく説明しましょう。

eGFRとは、腎臓の働きの目安となる指標です。腎臓がどれくらいの老廃物を尿へ排泄する能力があるかを示していて、この値が低いほど腎臓の働きが悪いということになります。

eGFRの値は、会社の健康診断などでわかる「血清クレアチニン」か「血清シスタチンC」の値をもとに自分で計算できます。インターネットで「GFR 計算」でキーワード検索すると、eGFRを算出するサイトが表示されますから、そこに「年齢」「性別」「血清クレアチニン値」「血清シスタチン値」などを入力すればeGFRの値が自動的に算出されます。

糖尿病性腎症の初期には、血漿《けっしょう》に含まれている「アルブミン」という微量のたんぱく質が漏れ出しますが、数年かけてさらに進行すると大量のアルブミンが漏れ出す「顕性たんぱく尿」になります。

つまり、糖尿病性腎症がかなり進行した段階であってもたんぱく質の制限は必要なく、スーパー糖質制限食を続けても大丈夫ということです。

アメリカ糖尿病学会では信頼度が最高のランクAで、2013年に糖尿病性腎症におけるたんぱく質制限の必要性を明確に否定していますが、eGFRが60㎖/分未満に腎機能が低下している場合、念のため医師と個別に相談して糖質制限を実践するかどうかを決めてください。

第17章

糖質制限で大病を防ぐ

糖質制限の健康効果——メタボを防ぐ

糖質制限をして体脂肪が減り、適切な体重になると、さまざまな生活習慣病を予防したり改善できたりします。そこで、この章では糖質制限食と5つの生活習慣病とのかかわりについて紹介します。

これも糖質を意識して糖質制限を続けるということに直結しますから、ぜひ自分のこととして読み進めてください。

基本的なことですが、喫煙や運動不足も生活習慣病のリスクを高めます。しかし、タバコをやめて運動をはじめたとしても、糖質をとりすぎていたら健康を損なうリスクは下げられません。

そこで最初にとり上げるのは、もうおなじみの「メタボリックシンドローム」。俗に〝メタボ〟といわれますが、具体的にどういう症状なのか、きちんと理解しているでしょうか？

メタボというと、まるで妊婦さんのようにお腹がポッコリと膨らんでいる体型の人を想像することでしょう。それもそのはずで、メタボはお腹が出っ張るほど内臓のまわりに体脂肪が蓄積して肥大化する「内臓脂肪型肥満」が源流になるのです。

そして、恐ろしい「動脈硬化」の危険因子となる「血糖」「血圧」「脂質代謝」に2つ以上の異常が重なった状態でもあります。

動脈硬化とは、心臓から手先や足先などの末梢《まっしょう》まで血液を運ぶ動脈の柔軟性が失われ、血管の内腔《ないくう》が細くなって血の固まり（血栓《けっせん》）が詰まりやすくなった危険な状態のこと。心臓病（心疾患）や脳卒中（脳血管疾患）の誘因となります。

お腹がポッコリと膨らむ内臓脂肪型肥満が、こうしたメタボの引き金になるのは、内臓脂肪が蓄積しすぎると全身の代謝が乱れるからです。

脂肪細胞は単に体脂肪をためておくタンクの役割だけではなく、ホルモンのような働きをする「アディポサイトカイン」を分泌しています。

内臓脂肪がたまりすぎると、抗酸化作用などを発揮して動脈硬化を抑えてくれる「アディポネクチン」という善玉アディポサイトカインが減ります。すると、インスリンの効き目を悪くする「インスリン抵抗性」が起こってしまうのです。

さらに悪いことに、血糖値を上げる「ＴＮＦ－α」、血圧を上げる「アンジオテンシノーゲン」といった悪玉アディポサイトカインが増えるため、動脈硬化のリスクが高まってしまいます。

普通預金の内臓脂肪を下ろす

糖質制限をすると代謝を乱す元凶である「内臓脂肪」が減ります。内臓脂肪は皮下に広がる「皮下脂肪」と比べて反応性が高いので、ダイエットや運動をすると真っ先に減りやすいのです。

つまり、ダイエットでは皮下脂肪よりも先に内臓脂肪が落ちやすいということ。内臓脂肪がいつでも下ろせる「普通預金」、皮下脂肪をなかなか下ろせない「定期預金」にたとえられる所以《ゆえん》です。

日本では2008年から、生活習慣病を予防するために40〜74歳を対象とした「特定健診」が開始されました。

男性は「腹囲85cm以上」、女性は「腹囲90cm以上」を内臓脂肪型肥満と推定し、血糖、血圧、脂質代謝の値をチェックして2つ以上異常があればメタボ、ひとつだけ異常があればメタボ予備群と判定。判定されると保健指導が義務化されています。

2008年度から2011年度にかけて、メタボやメタボ予備群と判定されて保健指導の対象になった人は600万人以上います。

1年間の保健指導の結果、2008年度は男性3割、女性2割がメタボ圏外への脱出に成功しました。しかし、2009年度と2010年度の1年間の保健指導でメタボ圏外へ脱出したのは男性2割、女性1割にとどまっています。

実はメタボの保健指導は、従来のカロリー制限理論での食事指導がなされています。これを糖質制限での食事指導に変えれば、脱メタボの成功率がもっと高まり、将来の医療費削減にもつながると思います。

糖質制限の健康効果――がんを防ぐ

日本人の死因の第1位は「がん」です。

国立がん研究センターの予測によると、2015年に新たにがんと診断されたのは98万例。そのうちおよそ37万人（約38％）は、がんで亡くなると推定されています。

そもそも、ひと言で「がん」といっても、先天的な遺伝子の変異によって生じるもの、肝臓がんを起こす「肝炎ウイルス」、胃がんの原因となる「ヘリコバクター・ピロリ菌」といった感染によって生じるもの、そして誤った生活習慣によって生じるものがあります。

このうち日本に限らず、世界中で増えているのが生活習慣型のがんなのです。

世界がん研究基金（WCRF）によれば、大腸がん、乳がん、肝臓がん、すい臓がん、食道がん、子宮体がん、胆のうがん――の7つには肥満、つまり生活習慣がかかわっているとされています。

糖質のとりすぎは〝肥満ホルモン〟であるインスリンの追加分泌を招いて肥満をもたらしますから、糖質制限をすると生活習慣型のがんのリスクを減らせます。

生活習慣型のがんの誘因と疑われているのが、糖質の過剰摂取による「食後高血糖」と、それによるインスリン追加分泌で血中が高インスリン状態となる「高インスリン血症」です。

2007年と2011年に国際糖尿病連合（IDF）は「食後高血糖は発がんに関与している」と結論づけています。

高インスリン血症については2007年に厚生労働省の研究班がインスリン値の高い男性はそうでない人と比べて、大腸がんに最大3倍程度罹《かか》りやすいという報告をしています。

血糖はがん細胞の大好物

生活習慣に起因する「2型糖尿病」の患者さんは、食後高血糖と高インスリン血症がセットで起こりますが、2013年に8つの「コホート研究」で33万人以上のデータを解析した国立がん研究センターは、糖尿人は健常人と比べてすべてのがんの発生率をおよそ20％上昇させると報告しています。

コホートとは、古代ローマの軍隊の単位で300〜600人の集団という意味。コホート研究は、ある集団の生活習慣と疾病などの発生を長期間にわたって調査・分析する信頼性の高い研究手法です。

食後高血糖と高インスリン血症は、なぜがんを引き起こすのか。そのメカニズムはまだ完全に解明されたわけではありませんが、次のように推察されます。

食後高血糖は「酸化ストレス」を高めます。その酸化ストレスは遺伝子のミスコピーを誘発しやすく、そこから〝がんの芽〟が生まれるのです。

酸化ストレスで生まれたがんの芽を成長させるのが、高インスリン血症です。インスリンは細胞を成長させる働きがありますが、インスリンには正常な細胞とがん細胞の見分けがつかないため、がん細胞も成長させてしまうのです。

糖質制限をすると、食後高血糖と高インスリン血症が避けられます。それだけ、がんの発症リスクを下げることが大いに期待できるのです。

そして、がん細胞の大好物は血糖（ブドウ糖）です。そのため糖質をとりすぎるとブドウ糖が体内にジャブジャブあふれた状態になり、がん細胞が成長しやすい環境が整ってしまいます。

糖質制限では通常より血中のブドウ糖が増えませんから、がん細胞の成長を抑えて、その増殖にストップをかけてくれるのです。

肉の食べすぎはがんの発生率を高める？

糖質制限では糖質をカットする代わりに、たんぱく質と脂質を摂取するため肉類、魚介類、卵、大豆などの摂取を増やします。

私自身も毎日のように肉を食べていますが、「肉を食べすぎると大腸がんになる」と一般的によくいわれています。

国立がん研究センターが発表した２０１１年の多目的コホート研究でも、「赤肉」の摂取が多いグループ（１日80ｇ以上）では、女性の結腸がん（大腸がんの一種）のリスクが上がり、「加工肉」を含めた肉類全体の摂取量が多いグループ（１日１００ｇ以上）では、男性の結腸がんのリスクが高くなるという結果が報告されています。

ここでいう赤肉とは脂肪分が少ない赤身の肉という意味ではなく、家畜として飼われている牛、豚、羊、山羊などの肉のこと。鶏肉は含まれていません。そして加工肉とはハム、ベーコン、ソーセージなどのように塩、薫製、化学防腐剤などで保存加工されたものを意味します。

ほかにも肉類の摂取量とがんの発生には何らかのかかわりがあるとする報告があるため、２００７年に10年ぶりに改定された世界がん研究基金（ＷＣＲＦ）とアメリカがん研究協会（ＡＩＣＲ）による『食物、栄養、身体活動とがん予防：世界的展望』でも、赤肉を食べるのは週５００ｇ（加工した後の値で生肉ではおよそ７００～７５０ｇ）以下として、加工肉については「できるだけ食べないように」と個人向けに勧告しています。

そして２０１５年には、世界保健機関（ＷＨＯ）の専門組織である国際がん研究機関（ＩＡＲＣ）から、「加工肉摂取には大腸がん（直腸がんや結腸がん）のリスクがあり、毎日50ｇ摂取するごとに18％リスクが増える」というリポートが出されて国内外で大きな話題となりました。

加工された肉を避けるのは私も賛成ですが、糖質制限をしていれば赤肉についてはそれほど神経質に制限しなくてもいいです。

肉類とがんのかかわりを調べた研究は、すべて糖質を普通にとっている集団を研究の対象としています。糖質の過剰摂取こそ、がんの最大の危険因子なのですから、糖質をカットすれば赤肉によるがんの発生リスクを気にする必要はないのです。

それでも気になる人は1日当たり赤肉を生肉換算で100gに抑え、あとは鶏肉や魚介類などからたんぱく質と脂質をとるようにしましょう。

糖質制限の健康効果——心臓病、脳卒中を防ぐ

がんに続いて日本人の死因の上位を占めるのが、「心臓病」（心疾患）と「脳卒中」（脳血管疾患）。毎年、心臓病でおよそ20万人、脳卒中で11万人が亡くなっています。

心臓病と脳卒中の背景にあるのは、血管が詰まりやすくなる動脈硬化です。心臓を養う「冠《かん》動脈」が詰まると心臓病、脳の血管が詰まると脳卒中の65％を占める「脳梗塞《こうそく》」が起こります。脳卒中は、ほかにも「脳出血」「くも膜下出血」があります。

脳梗塞ではたとえ命が助かっても、血流が遮断されて脳の神経細胞が死滅してしまうと深刻な後遺症が残ってしまいます。

メタボのところで触れたように動脈硬化のリスクには高血糖、高血圧、脂質代謝の異常などがありますが、なかでも動脈硬化を進めるのが高血糖なのです。

糖質制限は高血糖を防いで動脈硬化の進行をストップ、将来の心臓病と脳卒中のリスクを下げます。

動脈硬化を起こす主因は酸化ストレスですが、その元凶になっているのは体内で発生する「活性酸素」です。

呼吸からとり入れる酸素の1～2％は有害な活性酸素になります。そして、活性酸素が体内に残留していると細胞や組織を傷つけます。これを「酸化反応」といいます。

活性酸素にはウイルスや細菌を退治するという大切な役割があります。しかし、体内に活性酸素が残留していると細胞を酸化して、がんや老化のリスクとなります。

一方で、私たち人間は酸素でエネルギーを代謝している以上、細胞内のミトコンドリアで活性酸素の発生を止めることはできません。そのため、体内には活性酸素を分解して無害化する酵素が用意されています。

具体名を挙げると「ＳＯＤ（スーパーオキシドディスムターゼ）」「カタラーゼ」「グルタチオンペルオキシダーゼ」「ペルオキシダーゼ」といった酵素です。

通常、体内での酸化と抗酸化のバランスは保たれています。しかし、何らかの原因で活性酸素が増えたり、抗酸化作用が低下したりすると、体の酸化が進んでしまいます。

こうした酸化ストレスがあると、血管の内側の細胞（血管内皮細胞）を傷つけて動脈硬化のもとになります。その傷ついた血管内皮細胞を治すために集まってくるのが、「コレステロール」

です。

コレステロールは長い間悪玉扱いされてきましたが、その正体は細胞の修復を進めてくれる善玉なのです。

私たちの体は酸化反応と抗酸化反応のバランスがとれて、はじめて正常に機能します。抗酸化反応が衰えて酸化反応が勝った酸化ストレス下では、がん、動脈硬化、老化、アルツハイマー病、パーキンソン病など、さまざまな疾病の元凶となるのです。

コレステロールを正しく知る

コレステロールは肝臓で作られますが、「ＬＤＬコレステロール」「ＨＤＬコレステロール」という2つのタイプがあります。肝臓から全身の細胞にコレステロールを運ぶのがＬＤＬであり、余ったコレステロールを全身の細胞から回収して肝臓へ戻すのがＨＤＬです。

全身に運ぶＬＤＬは〝悪玉〟、回収するＨＤＬは〝善玉〟とされてきましたが、その中身は同じコレステロールです。ＬＤＬは本来、悪玉などではないのです。

しかし、健康診断の血液検査の数値を見るとＬＤＬとＨＤＬの値が載っていますが、ＬＤＬ値が高く、ＨＤＬ値が低いと、血管などの末梢にコレステロールがたまりやすくなります。

酸化ストレス下では、末梢にダブついているＬＤＬが酸化して「酸化ＬＤＬコレステロール」

という超悪玉の異物になり、血管内皮細胞に炎症反応を起こしてしまいます。それが動脈硬化のはじまりなのです。

さらに細かく説明すると、ＬＤＬのなかでも小型で比重が大きい「小粒子ＬＤＬ」（スモールデンスＬＤＬ）は血管の壁に入り込みやすく、酸化しやすいので、確かに悪玉といえます。

中性脂肪が多くてＨＤＬの値が低い脂質異常症の人は、小粒子ＬＤＬが多くなり、酸化コレステロールによる動脈硬化の危険度が高くなるといわれています。

制限すべきはコレステロールではなく糖質

酸化ストレスは喫煙などでも高まりますが、糖質の過剰摂取も酸化ストレスが高まり、動脈硬化を強力におし進めます。糖質の過剰摂取で血糖値が上昇し、その後の高インスリン血症で血糖値が急激に下がることで、血糖値が激しく乱高下して酸化ストレスが高まるのです。

食後２時間の血糖値が１４０mg／dℓを超える食後高血糖になると、糖質（ブドウ糖）がたんぱく質にへばりついて「糖化反応」を起こします。糖化反応が最後まで行き着くと「ＡＧＥ《エージーイー》」（終末糖化産物）という悪玉物質が生じます。

このＡＧＥは血管内皮細胞を傷つけ、活性酸素の発生源にもなって酸化ストレスを高めます。

健康診断や糖尿病の血液検査で調べる「ヘモグロビンＡ１ｃ《エーワンシー》」も、ＡＧＥになる手前の糖化産物の一種です。

糖尿病でインスリンが不足して高血糖になり、血液中にブドウ糖があふれていると、糖化反応があちこちで起こってしまいます。すると、血管内皮細胞が障害され、血液はドロドロになって流れにくくなります。そして、この状態を放置すると動脈硬化を起こした血管内に血の固まりが詰まりやすくなり、心臓病や脳梗塞といった血管事故を起こす危険性が上昇するのです。

糖質制限をすると、食後高血糖、高インスリン血症、血糖値の乱高下がいずれも避けられて酸化ストレスが低下します。血液がドロドロの状態も解消してサラサラと流れるようになりますから、動脈硬化の予防につながるのです。

前述のように酸化ストレスは、がんの発生ともかかわりますし、糖尿病の合併症の要因にもなっています。

肉類や卵などの動物性食品からコレステロールをとっても、短期的にはともかく、長期的には血液中のコレステロール値は上がりません。コレステロールは肝臓で80％が作られているので、食事はコレステロール値に影響を与えないのです。

動脈硬化を防ぐには肉類や卵などからのコレステロールを控えるべきだと長らく考えられてきました。しかし、現在では一転して、コレステロール値が遺伝的に下げられない「家族性高コレステロール血症」という難病を除くと、コレステロールを控える必要はないことがわかっています。控えるべきはコレステロールではなく、ご飯やパンやお菓子などの糖質なのです。

糖質制限は脳梗塞脳出血も防ぐ

糖質の過剰摂取による脳卒中の危険性について触れましたが、ひと言で脳卒中といっても「脳梗塞」「脳出血」「くも膜下出血」と3つのタイプがあることは前述した通りです。それぞれのおよその発生率は脳梗塞60％、脳出血30％、くも膜下出血10％です。

脳梗塞は脳の血管が詰まることで生じるので、糖質制限によって血流を改善すれば防げます。

脳出血は脳の細い血管が破れることによる出血で脳内圧が高くなり、血流が悪くなって神経細胞が障害されます。くも膜下出血は脳の表面の血管にできた動脈瘤《りゅう》から出血します。

このうち脳出血については、脂質を多くとる人のほうが予防効果は高いことがわかっています。コレステロールなどの脂質が血管を強くする働きがあるからです。糖質制限食でたくさんとるたんぱく質も血管を強化してくれます。

日本ではかつて脳出血（昔は「脳溢血《のういっけつ》」と呼ばれていました）が多かったのですが、昭和30年代に脂質とたんぱく質の摂取が増えてから激減しています。

ハワイの日系人を調べたデータでも、1日の脂質摂取量が40g以下のグループでは脳出血が多いことが示されています。再三指摘している通り、糖質制限をすると相対的に脂質とたんぱく質の摂取量が増えますから、脳出血の予防につながります。

くも膜下出血に関しては、残念ながら糖質制限をするだけでは予防できません。動脈がコブのように膨らんで破裂しやすくなる「脳動脈瘤」という先天的な要因がかかわっているからです。

しかし、くも膜下出血は脳卒中全体の５％ですから、全体としてみれば糖質制限をすることで脳卒中の発生リスクを下げられると考えていいでしょう。

糖質制限の健康効果――認知症を防ぐ

４人に１人が65歳以上の高齢者となった日本では、加齢にともなう認知症の増加が重大な問題となっています。認知症の高齢者は２０１２年時点で全国におよそ４６２万人もいると推定されており、２０２５年には７００万人を超えて65歳以上の高齢者の５人に１人が認知症になるという予測もあります。

認知症とは、脳の障害で記憶などの知的機能が低下し、日常生活や社会生活が営めなくなっている状態のこと。認知症を引き起こす疾患のひとつが「アルツハイマー病」ですが、**過剰な糖質摂取はアルツハイマー病による認知症のリスクを高めます。**

糖質の過剰摂取とアルツハイマー病には、次のような関係があると考えられます。

アルツハイマー病は、脳内に「アミロイドβ《ベータ》」という悪玉のたんぱく質が蓄積して、正常な神経細胞の活動を妨げて認知症を招きます。この悪玉のアミロイドβを分解するのは、「インスリン分解酵素」（ＩＤＥ）。あらゆるホルモンは役目を終えると分解されて無力化しますが、インスリン分解酵素は副業として、脳内でアミロイドβを分解する働きがあります。

しかし、糖質過剰で高インスリン血症になると、脳内のインスリン濃度が高くなります。それを分解するのに忙しくなると、インスリン分解酵素によるアミロイドβの分解が滞るようになります。それがアミロイドβの病的な蓄積を引き起こしてしまい、アルツハイマー病の引き金を引くのです。さらに酸化ストレスの増大や高血糖で生じたＡＧＥなども、アルツハイマー病の発症とのかかわりが疑われています。

糖質制限の健康効果――アルツハイマー病を防ぐ

九州大学が福岡県久山町で行っている有名な「久山町研究」には、１９８５年時点で認知症がなかった65歳以上の住民８２６人を15年にわたって追跡調査したものがあります。

この調査で、糖尿病とその予備群であるグループは、そうでないグループと比べて、アルツハイマー病を発症するリスクが４・６倍も高いことがわかりました。

初期の糖尿病とその予備群では、食後高血糖に続いて高インスリン血症が起こりますから、それがアルツハイマー病を加速させたのでしょう。

海外にも同様の報告があります。１９９９年に公表されたオランダを代表する著名な「ロッテルダム研究」では、高齢の糖尿病患者がアルツハイマー病で認知症になる確率は、そうでない人の1・9倍に達するとしています。

さらにインスリン治療を受けている糖尿病の患者さんでは、アルツハイマー病による認知症の発症リスクが4・3倍も高かったのです。

将来の認知症を防ぐためにも、アルツハイマー病を招く恐れがある食後高血糖と高インスリン血症を起こさないように、糖質制限を続けることをおすすめします。

糖質制限の健康効果──糖尿病を防ぐ

次は、糖尿病を防ぐ目覚ましい働きについてです。

序章でも触れたように、糖尿病の合併症で毎年およそ3000人が失明し、3000人が脚を切断して、1万6000人が腎臓の人工透析を受けています。

眼球の内側にある網膜の毛細血管（細小血管ともいいます）が障害され、症状が進行すると失明します。手脚の血管が障害されて神経が麻痺すると外傷に気づきにくくなって「壊死《えし》」が起こり切断を免れなくなり、腎臓の細小血管にダメージが生じると「腎症」が起こるのです。

高血糖と高インスリン血症は動脈硬化のリスクでもあり、心臓病などによる突然死の原因でもあります。

私たち高雄病院では1999年から糖尿病の患者さんに治療目的で糖質制限を実践してもらうようにしましたが、それから3年後の2002年、私自身が2型糖尿病であることが発覚。早速、私自身も糖質制限をはじめて血糖のコントロールに成功しました。

糖質制限を開始してから半年で体重10kgがストンと落ち、現在まで糖尿病合併症を発症することなく健康体を保っています。

実は、それまで私は〝玄米魚菜食〟が健康食だと信じて実践していました。しかし、玄米魚菜食は糖質過多で糖尿人の食後高血糖と高インスリン血症は避けられません。糖質制限食と出合うことなく、あのまま玄米魚菜食を続けていたとしたら、14年後の今頃は何らかの糖尿病合併症を引き起こして倒れていたかもしれません。

合併症のリスクは糖尿病を発症してから年3％ずつ高まるとされていますから、14年後のリスクは42％にも達します。糖質の恐ろしさを「知らぬが仏」で、突如心臓病で倒れて本当の仏様になっていたかもしれないのです。

血糖値を上げるのは糖質だけ

アメリカでは、2013年から地中海食やベジタリアン食とともに、糖質制限食が糖尿病の食事療法として正式に受け入れられています。血糖値を上げるのは糖質だけなのですから、その糖

質を制限すれば糖尿病が改善するのは疑いのない事実なのです。

この事実が確立するまでの変遷を追ってみましょう。これも糖質への意識を高めるうえで役立ちます。

糖質制限食は最新の食事療法と思われがちですが、1900年代初期までのアメリカでは、糖質制限食は糖尿病治療食の主流でした。それもほぼ高雄病院のスーパー糖質制限食と同じです。

アメリカばかりではなく、恐らくヨーロッパでも同様だったと思われます。この頃、血糖値の測定はまだ一般的ではなかったため、当時はもっぱら「尿糖」を測定していました。

糖尿病学の父と呼ばれるエリオット・ジョスリン医師が執筆した『ジョスリン糖尿病学』の初版は1916年、ヨーロッパで第一次世界大戦が真っ盛りだった時代の出版です。糖質（原著では「炭水化物」）は、1日の総摂取カロリーの20％が標準であると記載してあります。

当時は、まだインスリンが発見されていなかったので、遺伝による1型糖尿病は診断後の平均余命が6カ月という致命的な病気でした。

自己免疫疾患などでインスリンを分泌するすい臓のランゲルハンス島β《ベータ》細胞が破壊される1型糖尿病になると、インスリンの基礎分泌すらなくなります。すると、筋肉は血糖をとり込めなくなり、全身の代謝が破綻していくのです。

その1型糖尿病の患者さんに対して、フレデリック・アレンという医師が考案したのが「飢餓療法」でした。

これは糖質をほとんど含まない1日400kcal程度の極端な低カロリー食です。この食事によって1型糖尿病の患者さんの寿命を数カ月から1～2年まで延ばすことができたのです。

ちなみにジョスリン医師とアレン医師は、米ハーバード大学医学部の同窓生であり、仲のいい友人だったそうです。

インスリンの皮肉

第一次世界大戦が終わってから数年後、1921年にカナダの整形外科医フレデリック・バンティングと医学生チャールズ・ベストが、糖尿病治療を劇的に変える大きな発見をしました。インスリンの抽出にはじめて成功したのです。

この歴史的なインスリン発見の翌年（1922年）、2人はカナダのトロント総合病院において、当時14歳で1型糖尿病を患っていたレナード・トンプソン少年にはじめてインスリンを注射して、血糖のコントロールに成功しました。

それまで致命的な病気だった1型糖尿病が、インスリンの投与が可能になったことで生命を保てるようになったわけです。

その後、インスリンを注射しておけば、糖質をとっても血糖値が上昇しないことが徐々に知られるようになりました。

その結果、糖尿人が健常人並みに糖質を食べたとしてもインスリンさえ打っておけば血糖をコントロールできるという発想になってしまいました。そして、1型糖尿病も2型糖尿病も、アメリカの糖尿病患者の糖質摂取量は増え続けるという皮肉な結果を招いてしまったのです。

糖尿病合併症を防げるのは糖質制限食だけ

日本糖尿病学会が、『第56回日本糖尿病学会年次学術集会』において、「熊本宣言２０１３」というものを発表したのですが、そのなかで合併症予防のために、血糖管理目標値をヘモグロビンＡ１ｃの値「７％未満」としました。

しかし、この値をクリアしたとしても、従来の糖尿病食（高糖質食）を摂取している限りは、食後高血糖（１８０㎎／dℓ超）を招いてしまう可能性が極めて高いのです。

また、糖質を普通に摂取していると、血糖の乱高下（平均血糖変動幅の増大）も必ず生じてしまいます。「食後高血糖」と「平均血糖変動幅の増大」は最大の酸化ストレスリスクであり、合併症発症の元凶です。

糖質を普通に摂取していると、ヘモグロビンＡ１ｃの値が７％未満でも合併症を予防できない可能性が極めて高いということです。

この従来の糖尿病食を普通に摂取したときの、食後高血糖と平均血糖変動幅の増大に関して、日本糖尿病学会の見解を聞いてみたいものです。

熊本宣言には、「糖尿病網膜症による失明者は年間3000人以上（新規失明者の約18％）、糖尿病腎症による新規透析導入者は年間1万6000人以上（新規透析導入の約44％）、糖尿病足病変による下肢切断者が年間3000人以上（全切断患者の40〜45％）」と記載されています。

これだけ多くの合併症の発症は、従来の糖尿病治療〈カロリー制限・高糖質食＋薬物療法〉が決して上手くいっていない動かぬ証拠といえます。つまり、現行の日本糖尿病学会推奨の糖尿病治療が成功しているならば、これだけの合併症が発症するはずがないということです。

糖質制限食なら話はまったく別です。スーパー糖質制限食なら、食後高血糖も平均血糖変動幅の増大もなく、将来の合併症も予防できる可能性が極めて高いのです。

そして糖質制限食なら、「スルホニル尿素薬（SU剤）」など糖尿病治療薬に頼ることなくヘモグロビンA1c7％未満の達成が容易で、低血糖も生じにくいのです。

第18章

アメリカでの糖質制限の変遷

アメリカでの糖質制限の変遷〜その1

１９２０年代初頭にインスリンを人工的に作ることができるようになってから、糖尿病患者がインスリンを注射しながら糖質をとるというマッチポンプ的な状況が30年ほど続きました。

その後、１９５０年にアメリカ糖尿病学会（ＡＤＡ）のガイドラインが制定されました。

このガイドラインでは、インスリンという〝特効薬〟の効き目を評価しつつ、総摂取カロリーに占める3大栄養素の割合（エネルギー産生栄養素バランス）において、糖質40％を推奨しました（ガイドラインでは糖質ではなく炭水化物という言葉を使っていますが、本書では糖質と表現します）。

さらにその後、１９７１年に改定されたガイドラインでは、エネルギー産生栄養素バランスの推奨値が、なぜか糖質45％に増えました。１９８６年のガイドラインでは、さらに糖質60％にまで増えたのです。

肥満が糖尿病を招く危険性があり、肥満の原因は脂質のとりすぎと考えられていたため、脂質を減らした分、相対的に糖質のエネルギー産生栄養素バランスが増えたのでしょう。

一方、１９９３年に発表されたアメリカの「ＤＣＣＴ」１型糖尿病研究において、糖質管理食（カーボカウント）が成功を収めたことから、欧米では糖質の摂取量を計算してインスリンの必要単位を決める食事が1型糖尿病の患者さんを中心に広まりました。

翌1994年のガイドラインでは、総摂取カロリーに対してたんぱく質10～20％という規定はありますが、糖質と脂質に関する規定はなくなります。それ以降、現在に至るまで、ガイドラインでは糖質と脂質のカロリー比率を固定しなくなったままです。

また、糖尿病の食事療法のひとつに「地中海食」が加わりました。地中海食とはオリーブオイルをたっぷりと使い、野菜、豆類、果物、魚介類、パスタを多く摂取するギリシャや南イタリア地方の伝統料理です。

アメリカでの糖質制限の変遷～その2

糖尿病でも、ダイエットでも、大切なことは食後高血糖を避けること。ポイントになるのは、やはり糖質が血糖値を上げているという事実を意識するということです。

1997年版のアメリカ糖尿病学会の患者用テキストブックには、「糖質は100％、たんぱく質は50％、脂質は10％未満血糖に変わる」と間違った情報が記載されていました。

実際、2004年版では「摂取後に直接血糖に変わるのは糖質のみ。糖質は速やかに吸収されて直接100％血糖に変わり、ほぼ120分以内に吸収は終わる。たんぱく質と脂質は摂取後、直接血糖に影響を及ぼすことはない」という正しい情報に変更されています。

血糖に与える影響については、次ページの表のようにまとめています。

これを踏まえて2005年、全米で最も評価の高い糖尿病治療センターのひとつ「ジョスリン糖尿病センター」が、糖質の推奨量をエネルギー産生栄養素バランスで「40％以下」にまで引き下げています。

ガラパゴス化する日本の糖尿病治療

血糖値を直接上げるのは糖質のみであり、脂質とたんぱく質は血糖に直接影響を与えないという事実は、欧米では医療関係者の常識になっています。そして、糖質制限も糖尿病治療の選択肢の1つになっているのです。ところが、先進国では日本だけが異なる道を歩んでいます。


日本糖尿病学会の『糖尿病食事療法のための食品交換表　第7版』（2013年11月1日発行、文光堂）では、次のように記述されています。

「血糖値に影響を及ぼす栄養素は主に炭水化物（註：糖質のこと）ですが、脂質とたんぱく質も影響を及ぼします。脂質は食後しばらくたってから血糖値が上がる原因となります。1回の食事でとりすぎないようにしましょう」

世界中で認められているアメリカ糖尿病学会の見解に対して、何の科学的根拠も示さず、このような誤った主張を堂々としているのです。これでは糖尿病治療についても、日本はガラパゴス

■血糖に与える影響

食物グループ	栄養素	血糖への影響	血糖に影響を与える速度
デンプン	炭水化物、たんぱく質	大きい	速い
果物	炭水化物	大きい	速い
牛乳（甘くしたものを含む）	炭水化物、たんぱく質、脂質	大きい	速い（低脂肪乳と全乳はやや遅い）
野菜	炭水化物、たんぱく質	小さい	速い
肉類	たんぱく質、脂質	——	——
脂質	脂質	——	——

出典：ADA "Life With Diabetes：A Series of Teaching Outlines by the Michigan Diabetes Research and Training Center," 2004.

化しているとしか考えられません。

この誤りのおかげで多くの糖尿病患者が不利益をこうむっているとしたら大問題です。

アメリカ糖尿病学会が、１９９７年までの記述の誤りを潔《いさぎよ》く認めて見解を変えたように、日本糖尿病学会も世界的な潮流を正面から受け入れるべきなのです。

なお、特殊な例としてたんぱく質が血糖値を上げることがあります。それは1型糖尿病でインスリンを分泌できない〝内因性インスリンゼロ〟の状態になっているケースです。

肉類などのたんぱく質に含まれているアミノ酸のなかで、「ロイシン」「アルギニン」「リジン」はインスリンを分泌させます。同時にインスリンの作用を打ち消すような働きをする「グルカゴン」というホルモンを分泌させますから、通常は効果が相殺されて血糖値は上昇しないのです。

ところが1型糖尿病で内因性インスリンゼロになると、これらのアミノ酸はグルカゴンのみを分泌させます。グルカゴンは、乳酸やアミノ酸などから肝臓でブドウ糖を作り出す糖新生を起こしますから、間接的に血糖値を上げます。

でも、これはインスリン分泌能が残っている2型糖尿病はもちろん、健常人では起こり得ない現象ですから、基本的には血糖値を上げるのは糖質だけと考えて間違いありません。

アメリカでの糖質制限の変遷～その3

アメリカ糖尿病学会は2007年まで「食事療法において糖質制限食は推奨しない」としていました。

しかし翌年、「食事療法に関する声明2008」において、「糖質のモニタリングは血糖管理の鍵となる」とランクAで推奨するようになります。

「減量が望まれる糖尿病患者には低カロリー食、もしくは低炭水化物食（註：低糖質食）によるダイエットが推奨される」とやはりランクAで低糖質食を一定支持する見解がはじめて出されました。

2007年までは「糖質を1日130g以下に制限することは推奨できない」としてきたのですから、まさにコペルニクス的転回です。

さらに2013年10月のアメリカ糖尿病学会「成人糖尿病患者の食事療法に関する声明」では、「すべての糖尿病患者に適した唯一無二の食事パターンは存在しない」との見解を表明します。

さらに糖質、たんぱく質、脂質の理想的な比率を示唆するエビデンスはないと指摘したうえで「患者中心のアプローチ」を強調し、患者ごとにさまざまな食事パターン（地中海食、ベジタリアン食、糖質制限食、低脂質食、DASH食）が受け入れられるとしています。

DASH食とは、高血圧を避ける低脂質食でカリウムなどのミネラル、たんぱく質、食物繊維を含む食事です。

ついに糖質制限食が、アメリカ糖尿病学会に正式に認められたのです。これは高雄病院をはじめとする日本の糖質制限推進派には心強い追い風となりました。

このアメリカ糖尿病学会の見解を踏まえて、日本全国の医師の教科書ともいえる『今日の治療指針　2015年版』（医学書院）で、「食事療法に唯一無二の方法は存在しない。選択可能な食事療法として、カロリー制限食、糖質制限食、順番ダイエット、低GI食、地中海食などがある」（一部抜粋）と記載されました。

1959年発行以来、毎年改訂されている『今日の治療指針』ですが、糖質制限食の登場は初の快挙です。

執筆したのは前出の山田悟医師（84ページ参照）であり、続いてカロリー制限食と糖質制限食に解説を加えていますが、カロリー制限食よりも糖質制限食に大きなスペースを割いて具体的な説明をしています。

日本糖尿病学会はさておき、日本を代表する臨床医学の教科書に糖質制限食が記載されるようになったのは大変喜ばしいことです。1999年以来の私たち高雄病院の地道な糖質制限食の普及活動が、実を結んだのだと思っています。

第19章

人類の体は
糖質摂取に適していない

「高血糖の記憶」を避けよう

前章では糖尿人が中心となる話を進めましたが、糖尿病ではないから糖質制限を実践しなくていいとは思わないでください。健常人でも、食後高血糖と高インスリン血症を避けることは、これからの人生を健康的にすごす最大のポイントになります。

糖質制限をすると、危険な「高血糖の記憶」と「ミニ・スパイク」が避けられます。

高血糖の記憶とは、過去の高血糖によるダメージがずっと血管に残ることです。糖質とたんぱく質が体温によって悪玉に変質したＡＧＥによるものだと考えられています。

一度体内に生じたＡＧＥは体外へ排泄されにくく、血管壁にこびりついたままとなり、長期間にわたって血管内皮細胞に障害を与え続けて動脈硬化のリスクとなります。

糖質制限をして血糖値が正常になったとしても、過去に生じたＡＧＥは残ったままであり、その分の動脈硬化のリスクは〝消えない借金〟のように継続します。

高血糖が10年も続いた場合、糖質制限をして血糖値が正常になったとしても、高血糖の記憶によって2年後に動脈硬化による合併症に襲われることもあり得るのです。

健常人でも、丼ご飯をおかわりしたり、うどんといなり寿司のように〝ダブル糖質〟をとったりすると、１時間後の血糖値が１８０㎎／dℓを超える高血糖を起こすことがあります。

ざっと計算してみましょう。

健常人は通常、糖質1g当たり血糖値0・5〜1・0mg／dℓが上昇します。白いご飯は茶碗1杯（150g）で糖質55gを含みますから、おかわりして2杯食べれば糖質110gが一気に体内へ入ってきます。

空腹時の血糖値が正常値の100mg／dℓだったとしても、ご飯をおかわりして糖質110gをとると、個人差はありますが、血糖値が180mg／dℓを超えた値まで上昇することがあります。このタイミングでAGEが生じて血管を傷つけてしまうのです。

AGEによる高血糖の記憶は、一気に繰り上げ返済ができない住宅ローンのようなもの。将来のため、高血糖の記憶という一気に返済できない借金はなるべく抱えないようにしましょう。

「糖質制限は危険！」の誤解

糖質制限で平均22kg減を叩き出した中年男たちの物語を綴ったベストセラー『おやじダイエット部の奇跡』（マガジンハウス、2012年）の著者・桐山秀樹さんが2016年2月6日、滞在先の東京都内のホテルにて急逝されました。急性心筋梗塞でした。

桐山さんは糖質制限の実践者として知られていたため、「糖質制限は危険！」とマスコミは騒ぎ立てましたが、これは大きな誤解です。その背景には「高血糖の記憶」がかかわっています。

著書によると2010年、桐山さんは気分がすぐれず病院を受診し、ヘモグロビンA1c(36ページ参照)の値が9・4%(正常値は6・2%未満)、さらに高血圧、肥満、脂質異常症を指摘され、医師に「何でこんなになるまで放っておいたのですか」と怒られたそうです。

その少し前に眼科医を取材した際、眼底検査を受けたところ「糖尿病網膜症」を指摘されたともいいます。この時点で、すでに数年にわたる「高血糖の記憶」があったと思われます。

その後、私の本を読んで糖質制限食をはじめたわけですが、半年くらいたって肥満と血糖値が改善したあたりから、ご自分の判断で結構、糖質をとっていたようです。

桐山さんと長年パートナーとして過ごしてきた文芸評論家の吉村祐美さんが、『週刊文春』(2016年3月3日号)で、こう明かしています。

「この六年間、三食とも炭水化物を摂らない『スーパー糖質制限』を続けていたわけではありません。朝は果物や野菜をジュースにしたものを飲んで、お昼はサラダなど野菜や卵料理に、たまにはパスタやうどんを、夜もごく普通の食事で、玄米を食べていました。編集の方との会食や地方への出張時などは、お相手と同じものを食べていました。旅先では地の物を美味しく頂いていました」

5～6年にわたって糖質制限をしてこなかったということになりますが、定期検診では血糖値もヘモグロビンA1c値もコントロールできていて良好だったので、今回の急逝は残念でなりません。

「ミニ・スパイク」を避けよう

もうひとつの「ミニ・スパイク」とは、小規模な「グルコース・スパイク」のこと。グルコース・スパイクとは、糖尿人が糖質を摂取した際の血糖値の急上昇を意味します。その急激な血糖値の上昇とその後の下降をグラフにすると、鋭く尖ったスパイクのように見えることから名づけられました。

血糖値を上昇させるのは糖質だけであり、糖質1gは2型糖尿病患者の血糖値をおよそ3mg／dℓ上昇させます。白いご飯を茶碗1杯（糖質55g）食べるだけで、食後に血糖値が165mg／dℓも上がるのです。

血糖値が上がるとインスリンが分泌されて血糖値は下がります。しかし、1日3食のたびに血糖値が乱高下すると、鋭い棘が皮膚を傷つけるように、血管内皮細胞をグルコース・スパイクで生じたAGEや活性酸素が攻撃して動脈硬化を招いてしまうのです。

前述したように健常人は糖質1g当たり血糖値0・5～1・0mg／dℓしか上昇しませんが、それでもご飯茶碗1杯分の糖質55gをとると血糖値は27・5～55・0mg／dℓ上がります。

糖尿人に比べれば健常人のグルコース・スパイクは多少鈍いかもしれませんが、〝ミニ・スパイク〟であっても血管内皮細胞が傷つけられることがあるのです。

かつては血糖値180mg／dℓを超えない範囲なら医学的には危険はないと考えられてきましたが、食後高血糖の研究が進んだ現在では食後2時間で血糖値140mg／dℓを超えると何らかのダメージが及ぶと考えられています。

国際糖尿病連合（IDF）が2011年に発表した『食後血糖値の管理に関するガイドライン』では、食後2時間で血糖値140mg／dℓを超えないようにするという明確な目標値が設定されています。

健常人で空腹時血糖が正常値の100mg／dℓだったとしても、糖質55gを摂取すると安全圏の140mg／dℓを超える恐れがあります。

無用な健康被害を避けるためにも、健常人でも糖質のとりすぎを避けるべきなのです。

糖尿病予備群を救う

新潟労災病院消化器内科部長の前川智医師が書かれた「耐糖能異常に対する低炭水化物食の効果に関する後ろ向き研究」と題した英文の論文が2014年、ニュージーランドの雑誌に掲載されました。

この論文は糖尿病予備群ともいえる「境界型糖尿病」において、糖質制限が血糖コントロールを成功させて2型糖尿病への進行を予防するのに有効であることを示しています。

境界型糖尿病とは、健常人と糖尿人の境界にいるタイプのことです。空腹時血糖値が110～125mg／dlであるか、75g経口ブドウ糖負荷試験の2時間値が140～199mg／dlだと境界型糖尿病と診断されます。

境界型だからといっても安心はできません。そのままの生活を続けていると糖尿病を発症し、合併症を起こすリスクが高いのです。

このうち空腹時血糖値だけが高い境界型はあまり害がないのですが、75g経口ブドウ糖負荷試験の2時間値が140～199mg／dlで食後高血糖を起こす境界型は危険です。

これを「耐糖能異常（IGT）」といいますが、心筋梗塞の発症率は糖尿人とあまり変わらないといわれています。

前川医師は、糖質制限は減量と血糖コントロールに有効だという報告がある一方、耐糖能異常への効果に焦点を当てた研究がないことに注目。糖質制限と耐糖能異常のかかわりを調べるため、7日間の院内教育プログラムを計画しました。

被験者は2007年4月から2012年3月までに登録されて、なおかつ12カ月間追跡した72人の耐糖能異常の患者さんです。

この72人を糖質制限グループと対照（普通食）グループに分けて、後ろ向き調査で比較しました。後ろ向き調査とは、すでに起こってしまった状況（この場合には耐糖能異常）について調査することをいいます。

その結果、糖質制限グループのおよそ7割（69・4％）が12カ月で血糖値が正常化し、75g経口ブドウ糖負荷試験の2時間値は33㎎／dℓ減少、また糖尿病発症はゼロ。一方の普通食グループでは36人中3人（8％）が正常化しましたが、28人（78％）は耐糖能異常のまま、そして5人（14％）が糖尿病を発症しました。

加えて糖質制限グループは12カ月後に、ヘモグロビンA1cや空腹時血糖値、体重、中性脂肪などの数値が減少し、善玉コレステロール（HDLコレステロール）値は増加しました。

糖質制限の効果が立証されたのです。

人類にとって糖質制限は自然なこと

物心がついた頃から白いご飯やパンを食べ続けてきた多くの人にとって、「なぜそんなに糖質は体に悪いの？」と疑問を抱くかもしれません。

このそもそもの疑問について、詳しく説明することにしましょう。

人類がアフリカの大地で誕生したのは、およそ700万年前とされます。そこから長い長い時を経て地球の隅々まで広がったわけですが、人類はずっと野生動物の狩猟や魚を釣ったり貝を採ったりする漁労、木の実や根っこ、果物などを集める採集によって食料を得ていました。

つまり魚介類、野生動物の肉や内臓、骨髄、それに昆虫や野草、木の実、野生の果物、根茎（百合根など）などが人類のエネルギー源となっていたのです。

もっとも、糖質が比較的多く含まれる木の実や果物、根茎などは、たまに手に入る〝ラッキーなエネルギー源〟でした。また果物といっても、現在のように品種改良して甘みを増した大きなものではなく、野イチゴや山ブドウのようにわずかな甘味を持つ小さなものだったに違いありません。

このように農耕開始前の人類は日常的に血糖値が上昇するようなことはなかったので、インスリン追加分泌が必要となるようなことはごく僅かだったのです。

人類700万年の歴史のほとんどは、現代のように日常的に大量の糖質をとる環境にはなかったということ。だからこそ、体内で血糖値を下げるホルモンが、インスリンただひとつしか備っていないのです。

インスリンは飢餓に備えたツール

現代人にとってインスリンは肥満を招く悪玉の面が強調されていますが、原始人にとっては糖質を含むラッキーな食材が大量に手に入ったとき、糖質をインスリンによって体脂肪に変え、エネルギー源として体内に蓄えて飢餓に備える重要な味方だったのです。

果物に含まれる果糖の90％近くが肝臓で体脂肪に代えられるのも、恐らくは飢餓に備える意味

があったのでしょう。

そんな人類の食生活が変化したのは、麦（小麦・大麦）や米の栽培がはじまった1万年ほど前のこと。それから糖質をたくさんとるようになり、計画的な食料生産が可能になって人口が爆発的に増え、文化も文明も一気に花開くようになりました。

糖質をとるようになっても、機械はおろかロクな道具すらない時代ですから、常に体を動かして筋肉が収縮することで、インスリンの追加分泌なしで血糖を利用できる生活が続いたでしょう。食後高血糖や高インスリン血症にも悩む暇はなかったのです。

小麦も米も精製は十分ではなく、食物繊維が多い雑穀と一緒に食べるのが当たり前。未精製の穀物なら血糖値の上昇度合いもゆるやかであり、インスリン追加分泌も少量にとどまります。

人類の消化管は糖質摂取に適していない

現代のように精製した穀物をお腹いっぱい食べて、白砂糖も好きなだけとれるようになったのは第二次世界大戦後からです。同時にモータリゼーションなども進み、体を動かして血糖値を消費する機会がめっきりと減りました。

その結果、大量に糖質を食べても筋肉の活動で糖質を消費できないため、急激に上がった血糖値をインスリン追加分泌で下げるしかなくなります。

この想定外の出来事に７００万年前から基本的には変わっていない人類の体は適応していないため、肥満や糖尿病などの生活習慣病が増えているのです。

イギリスの人間栄養学の代表的なテキストである『ヒューマン・ニュートリション　基礎・食事・臨床　第10版』(J. S. Garrow, W. P. T. James, A. Ralf編、細谷憲政ほか日本語版監修、医歯薬出版、２００４年）には、次のような内容が書かれています。ここに記された炭水化物は糖質のことだと思って読んでください。

「進化に要する時間の尺度は長く、人類の消化管は、炭水化物を日常的に摂取するのに適応しているわけではない。特に精製された炭水化物による血糖値の急激な上昇やインスリンの分泌がさまざまな病気の元凶となっている」

今こそ何が人間にとって自然な食生活なのかを考えるべきなのです。

第20章

糖質制限の最新エビデンス（科学的根拠）

糖質制限の最新エビデンス〜その1

糖質制限が広まるにつれ、その有効性と安全性に関するエビデンス（科学的根拠）が次々と出てきました。そうした最新のエビデンスについても知っておくことにしましょう。糖質制限について詳しくなればなるほど意識が高まり、継続性も高まるというものです。

繰り返し述べているように、糖尿病にもダイエットにも健康にも、糖質の摂取は少なければ少ないほどいいです。

その強力な援護射撃になるのが、２０１４年の「第24回日本疫学会学術総会」で報告された『NIPPON DATA 80』という29年間の追跡結果を検討した研究です。２０１４年9月には、イギリスの医学雑誌に論文として掲載されました。ちなみに論文を執筆した京都女子大学の中村保幸教授（当時）は、私の京都大学医学部時代の同級生です。

この研究は糖質の摂取比率が欧米人と比べて多い日本人を対象として、比較的軽度の低糖質食の総死亡率と心臓病などの心血管死のリスクへの影響を検討するのが目的で、２００９年時点での死亡データを解析したもの。研究の目的に適う９２００人（女性５１６０人、男性４０４０人）の解析が行われました。

この９２００人を29年間追跡して、糖質を最も摂取しているグループから順番に最も摂取していないグループまで、10グループに分けて検討。糖質を最も摂取している第1分位での糖質摂取比率は、総摂取エネルギーの72・7％。糖質を最も摂取していない第10分位での糖質摂取比率は、総摂取エネルギーの51・5％でした。

その結果、第10分位（糖質摂取比率51・5％）のグループは、第1分位（糖質摂取比率72・7％）のグループに比べて、女性では心臓病などの心血管死のリスクが59％、総死亡のリスクが79％しかないという結果となりました。

まさに糖質制限の圧勝。ゆるやかな糖質制限でも、女性では高糖質食に比べると4割以上も心臓病などの死亡リスクが減少するということです。男女合わせた解析でも心臓病などによる死亡リスクが74％、総死亡リスクが84％と低下しました。

ゆるい糖質制限でも絶大な効果

男性単独では有意な差は出ませんでしたが、それについて中村教授はこうコメントしています。

「男性は女性と比べて外食が多く、喫煙などほかの危険因子の頻度が高いことなどにより（低糖質食の）効果が希釈された可能性が考えられる」

さらに中村教授は「今回は低糖質食といっても、意図的に糖質制限を行っていたわけではない住民での食事データであり、結果の解釈には注意が必要です」としています。

ゆるやかな糖質制限でこれだけの有意差が出たのなら、糖質摂取比率12％のスーパー糖質制限食でなら劇的な差が出ることでしょう。

この報告がそのままスーパー糖質制限食の安全性を保障することにはなりませんが、食後高血糖、高インスリン血症、平均血糖変動幅の増大というリスクを生じない唯一の食事療法がスーパー糖質制限食ですから、長期的安全性も悪いはずがありません。

糖質制限の最新エビデンス～その2

海外でも糖質制限の安全性に関するエビデンスが出ています。

それが2013年9月5日、『アメリカ疫学会学会誌』のオンライン版に掲載された上海前向きコホート研究。ここでも「糖質摂取量が多いほど心臓病などの心血管疾患の発症リスクが高い」という結論が出ています。

上海前向きコホート研究とは、中国を代表する大都市である上海を舞台として行われた11万7366人が対象の大規模な研究のことです。

登録に応じた人から糖尿病などの持病がある、極端な食事嗜好の持ち主であるといった理由で除外した人を除いて、女性6万4854人を平均9・8年、男性5万2512人で平均5・4年追跡した研究です。

■糖質摂取量と心血管疾患の発症リスク

◎女性 心血管疾患発症リスク		
1	糖質摂取量264g／日未満	1.00
2	糖質摂取量264g～282g／日未満	1.19
3	糖質摂取量282g～299g／日未満	1.76
4	糖質摂取量299g／日以上	2.41
◎男性 心血管疾患発症リスク		
1	糖質摂取量296g／日未満	1.00
2	糖質摂取量296g～319g／日未満	1.50
3	糖質摂取量319g～339g／日未満	2.22
4	糖質摂取量339g／日以上	3.20

この追跡期間で女性120人と男性189人が心血管疾患を発症。そこで発症リスクを糖質摂取量によって4つのグループに分けて解析しました。

糖質摂取量と心血管疾患の発症リスクは男女別に上の表のようになっています。

いずれも糖質摂取量が最も少ないグループの心血管疾患発症リスクを1とした場合、糖質摂取量が増えるほどリスクが上がる傾向が見てとれます。

男女を合わせると心血管疾患発症リスクは糖質摂取が少ないほうから1・00（基準）、1・38、2・03、2・88であり、ここでもやはり糖質制限食は圧勝といえます。

アンチ糖質制限は信頼性が低い

糖質制限に批判的なエビデンスはいくつか出ていますが、その信頼性は低いといわざるを得ません。その最たるものが、一部では糖質制限の危険性を指摘したと話題になった

「能登論文」というもの。国立国際医療研究センター病院（当時）の能登洋氏が、2013年の第47回日本成人病学会で発表し、のちに論文として英文雑誌掲載されたものです。

能登論文は「総摂取エネルギー比率、糖質30〜40％の中糖質群は、60〜70％の高糖質群と比べて、死亡率が1・31倍だった」「糖質制限ダイエットを5年以上続けると死亡率が高まる可能性がある」と結論づけています。

これが事実なら大問題ですが、能登論文にはさまざまな欠陥があります。

能登氏は492の論文（コホート研究）から、最終的に9つの論文に絞って「メタ解析」をしています。メタ解析とは、複数の論文を集めて症例数を増やし、あらためて分析し直す手法のことです。

対象者は27万2216人で、その66％は女性。追跡期間は5〜26年で、総死亡者数は1万5981人でした。しかしながらこの9つの論文は玉石混交であり、なぜ500本近い論文からわざわざこのような論文を選んだのか首を傾げたくなるものが少なくありません。

その極めつきは、信頼度ゼロの「低糖質・高たんぱく食で心血管イベント上昇」という『ブリティッシュ・メディカル・ジャーナル（BMJ）』の論文です。

この論文はスウェーデンの30〜49歳の女性4万3396人の食生活をアンケート調査して平均16年間追跡し、心筋梗塞や脳卒中などの発症を調査したもの。

1270の発症例を糖質とたんぱく質の摂取量によって10段階に分けて分析したところ、低糖質・高たんぱく質のグループは、そうでないグループと比べて心筋梗塞や脳卒中などの危険度が最大1・6倍高まるとしています。

欠陥だらけの論文へ6つの指摘

これが真実なら大変ですが、この論文は欠陥だらけ。以下のように大きな問題が6つあります。

●栄養分析が登録時の1992年1回のみ。15年以上その食生活を継続しているという仮定に無理があります。私が糖質制限をはじめたのは2002年ですから、15年前には私だってご飯もラーメンも食べていました。
●塩分摂取量での調節がなされていません。
●食物の項目の質問事項で、糖質量など各栄養素の算出方法が不明確です。
●糖質摂取とたんぱく質摂取の点数化が恣意的で歪曲されています。
●この論文の平均摂取カロリーは1日1561kcal。ダイエットしている人を集めたわけではないのに、同時期のスウェーデン人の平均的な1日の摂取カロリーである1999・5kcalと比べて低すぎます。つまり対象者が過少申告している恐れがあり、糖質摂取量などのデータも信頼性が強く疑われます。

●掲載した『BMJ』には本記事に対する専門家のコメントが12件寄せられていますが、そのすべてがこの論文に対して否定的見解です。賛否両論が普通ですから、否定的な見解のみが12件も寄せられるのは異例なことです。

以上の6つの問題から、この論文は極めて信頼度が低いといえます。そして能登氏が所属していた国立国際医療研究センター研究所のサイトでさえ、この論文に対しては次のように指摘しています。

「(前略)ただし、参加依頼への回答率が低値であること、肥満者の割合が小さいこと、食事内容情報収集が1度であったこと、一国の女性が対象であることを鑑みると、バイアスや残存交絡因子が小さくないため、結果の妥当性・信頼性・一般性は高くない可能性に気をつけて慎重に解釈する必要がある」

このような信頼度が低い論文を選択した時点で、能登論文の信頼度は地に落ちています。

この論文が玉石混交の「石」だとしたら「玉」といえる論文も参照されています。それは、世界5大医学雑誌『ニューイングランド・ジャーナル・オブ・メディシン』に掲載された米ハーバード大学のグループによるコホート研究であり、症例数も追跡年数も申し分ありません。

この研究は1980年、アメリカの女性看護師8万2802人に食事調査をすることで研究を開始。以後、質問票を使った食事調査を80年から98年までの間に2～6年間隔で計6回実施して、

20年間追跡調査しています。

２０００年の時点で10グループを解析した結果、炭水化物摂取比率36・8±6・1％のグループと58・8±7・0％のグループを比較して、脂質とたんぱく質が多くて糖質が少ない食事をしているグループでも、心筋梗塞や狭心症といった冠動脈疾患（心臓病）のリスクは上昇しないことがわかりました。

一方、総炭水化物摂取量は、冠動脈疾患リスクの増加は中等度関連しており、血糖値を上げやすい食事は冠動脈疾患リスク増加と強く関連しているとしてその危険性を指摘しています。

糖質制限のダイエット&健康効果のエビデンス～その1

糖質制限の減量効果を検討したのは、「The A TO Z Weight Loss Study: a randomized trial.」という論文。２００７年にインパクトファクター（文献引用影響率）が高い世界5大医学雑誌の『米国医師会雑誌（ＪＡＭＡ）』に掲載されました。

俗に「Ａ to Ｚスタディ」と呼ばれるこの論文では、３１１人の女性をアメリカでポピュラーな４つの食事グループに分け、体重がどのように変化したかを1年間追跡しました。

そこでとり上げられた食事法は次の４つです。

◎**アトキンスダイエット**

低糖質によるダイエット食。1食当たりの糖質量は10g以下の糖質制限で、高雄病院のスーパー糖質制限食に近いものです。

◎**ゾーンダイエット**

たんぱく質、糖質、脂質の3大栄養素によるエネルギー産生栄養素バランスを30：40：30とするダイエット食です。

◎**ラーンダイエット**

高糖質、低脂質によるダイエット食で、日本糖尿病学会が推奨する高糖質食に近いといえます。

◎**オーニッシュダイエット**

菜食主義に近いダイエット食で、日本では知られていませんが、玄米菜食に近いスタイルでアメリカでは普及しています。たんぱく質、糖質、脂質の比率は20：70：10。肉類と魚介類は禁止で、一部の乳製品と卵白はOK。精製された糖質を制限し、玄米や全粒粉小麦パンを主食として野菜と果物を多くとります。

1年後のダイエット効果は、次のようになりました。

1位　アトキンスダイエット＝平均4・7kgの減少

2位　ラーンダイエット＝平均2・6kgの減少
3位　オーニッシュダイエット＝平均2・2kgの減少
4位　ゾーンダイエット＝平均1・6kgの減少

このように糖質制限食であるアトキンスダイエットが最も体重を減らし、さらに善玉とされるHDLコレステロールを増加させて、中性脂肪を減少させることが明らかになったのです。

糖質制限のダイエット＆健康効果のエビデンス〜その2

その翌年2008年には再び糖質制限のダイエット効果、健康効果をほかの食事療法と比較した画期的な論文が『ニューイングランド・ジャーナル・オブ・メディシン』に掲載されました。通称「ダイレクト（DIRECT : Dietary Intervention Randomized Controlled Trail）研究」です。

結論からすると**「糖質制限食が最も体重を減少させて、善玉とされるHDLコレステロールを増加させた」**という内容です。

エビデンスレベルが最も高い「RCT」（ランダム化比較試験）の結果であり、世界5大医学雑誌の最高峰である『ニューイングランド・ジャーナル・オブ・メディシン』に掲載されたのですから、私たちのような糖質制限食の推進派を勇気づけてくれました。

対象となったのは、イスラエルにある巨大な原子力関連施設の医療関係者。その関係者食堂を利用して、322人のイスラエル人（男性86％、女性14％）を対象として、次の3つの食事法を2年間試してもらいました。

◎低脂質食＝男性1800㎉、女性1500㎉というカロリー制限あり
◎地中海食＝男性1800㎉、女性1500㎉というカロリー制限あり
◎低糖質食＝開始から2カ月間は1日の糖質量を20gまで、それ以降は徐々に増やして1日120gまでに糖質を抑える。カロリー制限なし

2年後の体重減少幅の平均は、低脂質食2・9kg減、地中海食4・4kg減、低糖質食4・7kgとなり、このなかで唯一カロリー制限をしなかったというハンデをものともせず、低糖質食のダイエット効果が最も高いことが証明されました。

さらに3つの食事法のなかで唯一、低糖質食で一般的には善玉とされるHDLコレステロールが増えていました。

興味深いのは、低糖質食ではカロリー制限をしなかったのに、カロリー制限をした低脂質食と地中海食と同様にカロリー摂取が減少したという点です。肉類、魚介類、乳製品などは比較的満足度が高いため、ごく自然に摂取カロリーが減ったと考えられます。

その4年後、『ニューイングランド・ジャーナル・オブ・メディシン』にダイレクト研究の4年間のフォローアップ研究が発表されました。

そこで「地中海食と低糖質食はスタートしてから6年後も体重減少に有意な差があり、糖質制限食はダイエット後にリバウンドを起こしにくい」とわかったのです。

以上のように『米国医師会雑誌』と『ニューイングランド・ジャーナル・オブ・メディシン』という2つの権威ある医学雑誌に掲載を許された論文で、糖質制限食が高糖質・低脂質のカロリー制限食より体重減少効果が高いと証明されました。

終 章

ケトン体は糖質制限の強い味方

ケトン体が健康を守ってくれる

糖質制限をすると脂質から代謝される「ケトン体」が増えて、エネルギー源として活発に使われるようになります。すると、体脂肪燃焼によるダイエット効果がアップします。

ケトン体については何度か触れましたが、糖質制限とケトン体には深い関わりがありますから、ここでさらに詳しく紹介したいと思います。

ケトン体とは、「ケトン体」を持つ化合物のこと。医学と生化学の世界では、「β《ベータ》－ヒドロキシ酪酸」「アセト酪酸」「アセトン」の3つをケトン体として総称してきました。このうちβ－ヒドロキシ酪酸はケトン基を持たないため、化学構造上はケトン体ではありませんが、酸化還元反応でアセト酢酸に転換されるため、ケトン体として扱われます。

がんや動脈硬化といった生活習慣病の引き金のひとつは、有害な活性酸素による酸化ですが、ケトン体のなかでもβ－ヒドロキシ酪酸には抗酸化作用があります。190ページで触れたように、活性酸素の害を防ぐために人体には抗酸化酵素が備わっています。β－ヒドロキシ酪酸は、この抗酸化酵素の活性を引き上げてくれるのです。

すでに触れたように脳はケトン体もエネルギー源にしていますが、脳を守っている血液脳関門を通過して、脳の神経細胞のエネルギー源となっているのは、このβ－ヒドロキシ酪酸なのです。

そして、神経細胞を養うケトン体は、認知機能の維持に関わります。

さらに、がん予防にも威力を発揮する可能性があります。後述するようにケトン体が増える「ケトン食」でがんが縮小することもわかっています。がんの大好物はブドウ糖であり、ほかの正常な細胞と違ってがんはケトン体を上手に使うことができないのです。

「ケトン体」が増えても危険ナシ

ケトン体は、脳の神経細胞をはじめとするすべての細胞の重要なエネルギー源になっています。それにもかかわらず、日本の医師にはケトン体を「糖尿病ケトアシドーシス」のイメージから〝危険物質〟と捉えている人が少なくありません。これは大きな誤解なのです。

体内のホメオスタシス（恒常性維持）で血液のpHは弱アルカリ性に保たれていますが、ケトン体は酸性の物質なので、糖質制限をしてケトン体の濃度が上がると「アシドーシス（酸性血症）」となる「ケトアシドーシス」を引き起こすのではないかという不安を持つ人もいます。

しかし、一時的にアシドーシスになったとしても、体内のホメオスタシスによって速やかに正常なpHに戻ります。

糖質制限によってケトン体が増えても、インスリン作用が保たれていれば問題はありません。それは生理的に正常な「生理的ケトーシス」だからです。

インスリン作用が保たれている2型糖尿病、もしくはダイエットや健康を目的に糖質制限食をしている健常人のケトン体値が上昇しても、ケトアシドーシスに陥ることは絶対にありませんから心配無用です。

糖尿病ケトアシドーシスとは、インスリン作用が欠乏することによって脂肪の代謝が進み、体内にケトン体が増える状態のことです。インスリン作用が欠乏しているので高血糖となり、さらに脱水や意識障害、昏睡などの症状を招いて生命の危機に瀕することがあります。

たしかに糖尿病ケトアシドーシスは危険な症状ですが、そもそもインスリン作用が欠乏しないと絶対に発症しません。それは1型糖尿病の患者さんが、いきなりインスリン注射を中断したときなど特殊なケースに限られるのです。

インスリン作用が欠乏しない限り、ケトン体は極めて安全な物質だということです。

飽和脂肪酸は脳卒中リスクを下げる

脂質には「飽和脂肪酸」と「不飽和脂肪酸」がありますが、肉類や乳製品などに多い飽和脂肪酸のとりすぎは、心臓病や脳卒中などのリスクを高めるとされています。

ところが、2010年にアメリカの臨床栄養学雑誌『The American Journal of Clinical Nutrition』で21論文、約35万人をメタ解析して5～23年追跡調査した結果、飽和脂肪酸の摂取量と心臓病や脳卒中の発症率には相関がないことが明らかになりました。

飽和脂肪酸の摂取は体に悪いどころか、脳卒中のリスクを下げるかもしれないという研究報告があります。

これは国立がん研究センターの多目的ホコート（ＪＰＨＣ）研究の成果であり、２０１３年に国際専門誌『European Heart Journal』誌上で発表されたものです。

この研究では、１９９０年に岩手県、秋田県、長野県、沖縄県に住む40～59歳の男女、１９９３年に茨城県、新潟県、高知県、長崎県、沖縄県に住む40～69歳の男女に対し、食事調査を含む生活習慣についてのアンケート調査を行いました。

それぞれ5年後により詳しい食事調査を含む2回目のアンケートを行い、調査時点で心臓病や高血圧症といった循環器疾患にも、がんにもなっていなかった男女約８万２０００人を平均約11年間追跡調査しました。

この追跡調査中に合計３１９２人が脳卒中となり、その内訳は脳梗塞１９３９人、脳出血８９４人、くも膜下出血３４８人でしたが、分析の結果1日に摂取する飽和脂肪酸が多いほど、脳出血や脳梗塞による発症リスクは低いということがわかりました。

脳卒中全体としては、飽和脂肪酸を最も多く摂取するグループの発症リスクが一番低く、最も少ないグループより23％も低かったのです。

これに対して心筋梗塞では、真逆の結果が得られました。

調査中610人が心筋梗塞を起こしましたが、飽和脂肪酸の摂取量が多いほど心筋梗塞の発症率は高くなりました。ところが、**脳卒中と心筋梗塞・急性死を合わせた全循環器疾患では、飽和脂肪酸を最も多く摂取したグループの発症リスクが一番低いということがわかりました。**

これは心筋梗塞より脳卒中の発症数が多かったため、脳卒中によるリスク低下の影響が大きかったためです。

コレステロールの多い卵を敬遠しない

脂質で何といっても気になるのはコレステロールでしょう。

コレステロール悪玉説の歴史は古く、世界最古のコホート研究のひとつである1948年の「フラミンガム研究」が発端になっています。これは、米マサチューセッツ州にあるフラミンガムという町で行われた研究です。

第二次世界大戦後のアメリカでは心臓病による死亡率が高く、30歳から62歳までの5000人以上の住民の生活習慣と心臓病のかかわりについて調べることになりました。そしてその後の研究で、心臓病の危険因子として総コレステロール値、高血圧、喫煙、肥満、耐糖能異常（糖尿病）などがリストアップされました。

卵のようにコレステロールが多い食事は心臓病を招くから「卵は1日1個までにして2個以上

食べてはダメ」という発想もここから生まれたのです。

ところが、アメリカ保健福祉省（ＨＨＳ）と農務省（ＵＳＤＡ）によるアメリカ人の栄養摂取に関するガイドラインである『アメリカ人のための食生活指針２０１５～２０２０年版』からコレステロールを多く含む食品の摂取制限に関する文言が削除され、脂質の摂取率の上限も撤廃されました。

食事から摂取するコレステロール量と血液中のコレステロール値の間に明確な関連を示すエビデンスがなく、食事からの脂質の摂取を減らしても血液中の脂質の指数はよくならないからです。

『日本人の食事摂取基準（２０１５年版）』でも、コレステロールの摂取目標量（上限）は設けられていません。

コレステロールは細胞膜やホルモン、ビタミンDなどの材料として必要不可欠な栄養素ですから、肝臓で必要量の80％が合成されています。食事からとるコレステロールは全体の20％にすぎないということです。

また、食事からとるコレステロールが増えると、体内で合成するコレステロールを減らして総量を調整する仕組みが私たちの体には備っています。これもまた人体にとって不可欠なホメオスタシス（恒常性維持）のシステムなのです。

かつてコレステロールが悪玉視されたのは、卵や肉類のようにコレステロールが多い食事をとると数カ月から1～2年は血液中のコレステロール値が高くなることがあるからでした。しかし、長期的にはホメオスタシスが働いてコレステロール値は正常範囲内に保たれるので、心配は無用なのです。

心臓病の発端となる動脈硬化の真の原因は、前述したように活性酸素などによって酸化されたLDLコレステロールが血管内に留まること。たとえコレステロール値が高くても、それだけでは動脈硬化は進行しないのです。

もうひとつは2015年、再び『The American Journal of Clinical Nutrition』に掲載されたフィンランドの東フィンランド大学の研究。これは卵を週4個まで食べると、糖尿病の発症リスクが下げられるという報告です。

この研究チームは、1980年代に心臓病のリスクを調べる研究に参加していた42〜60歳の男性2332人の食生活を追跡調査しました。

20年後、このうち432人が2型糖尿病と診断されましたが、1週間に約4個の卵を食べていたグループは、週1個程度のグループよりも2型糖尿病の発症リスクが38%も低かったのです。

因果関係は明らかではありませんが、東フィンランド大学の研究者は「卵は脂質の多い食品ですが、健康に不可欠な幅広い栄養素がとれることが原因かもしれない」と推察しています。この傾向は運動量、肥満度、野菜や果物などの摂取といった要因を勘案しても、変わらなかったそうです。

「生理的ケトーシス」と「糖尿病ケトアシドーシス」の違い

難しい話が続いてしまいますが、生理的ケトーシスと糖尿病ケトアシドーシスの違いについてさらに詳しく説明することにします。

この違いは、「インスリン作用が保たれているかどうか」。糖尿病ケトアシドーシスの出発点は、インスリン作用の欠乏なのです。この点を理解しないと、ケトン体が危険物質であるというとんでもない勘違いをもたらします。

生理的ケトーシスでは、インスリン作用が保たれています。断食やスーパー糖質制限食で、急速にケトン体が増える初期段階はホメオスタシスが追いつかず、一時的にアシドーシスとなることもあり得ます。しかし、ホメオスタシスがしっかり働けば、すぐに正常のpHに戻ります。

血液のpHを一定範囲内（pH７・４±０・０５）に保つのもホメオスタシスのひとつですが、ケトン体に限らず、代謝のプロセスで血液を酸性に傾ける物質がたくさん生じています。

そこで人体にはpHのホメオスタシスを保つための仕組みが備わっています。それには血液や体液の「緩衝作用」、呼吸による「調節作用」、腎臓による「調節機構」などがあります。

一方の糖尿病ケトアシドーシスではインスリン作用の欠乏によって全身の代謝が失調しており、生理的ケトーシスとはまったく異なる重篤な病態に陥ります。

インスリン作用が欠乏すると細胞は血糖をとり込めないので、エネルギー危機に陥るのです。また、「グルカゴン」「カテコールアミン」「成長ホルモン」といった血糖値を上げる「インスリン拮抗ホルモン」が相対的に過剰になります。

すると全身に代謝障害が生じてしまい、血糖の利用が低下。エネルギー源として脂質を利用しようと脂肪の分解が進みます。

こうして血液中に高血糖と高脂肪酸（遊離脂肪酸）を招き、最後にケトン体が増えます。本来なら早期に機能すべき血液や体液の緩衝作用、呼吸による調節作用、腎臓による調節機構などが、いずれもインスリン作用の欠乏による全身の代謝障害のため、うまく働かなくなるのです。

そのためホメオスタシスが破綻して血液のpHは酸性に傾き、糖尿病ケトアシドーシスを発症し、生命が危機に瀕してしまうのです。

ヒトは胎児・新生児のうちからケトン体をメインに使う

人類は脂肪酸とケトン体という脂質をメインのエネルギー源にしていますが、お母さんのお腹にいるときからケトン体を積極的に使っていることがわかってきました。そのことを世界ではじめて報告したのは、宗田マタニティクリニックの宗田哲男医師です。

宗田医師は、人工流産胎児（58検体）の胎盤（絨毛《じゅうもう》）の組織間液の「β－ヒドロキシ酪酸値」

を測定しました。すると成人の基準値76μmol／ℓ以下に対して、平均1730μmol／ℓと非常に高い値を示すことがわかりました（成人のおよそ23倍です）。

また、生後4日目の新生児312人のβ-ヒドロキシ酪酸も、生後1カ月の新生児（40人）のβ-ヒドロキシ酪酸も、ともに高い値を示すことがわかりました。一般食、糖質制限食に関わらず、生後4日目の新生児のβ-ヒドロキシ酪酸値の平均値は240・4μmol／ℓ、生後1カ月の新生児のβ-ヒドロキシ酪酸値の平均値は400μmol／ℓであり、いずれも成人の基準値よりもはるかに高値であることが宗田医師から報告されたのです。

新生児のケトン体値の報告も、これだけの数がまとまったのは、恐く世界ではじめてだと思います。

この画期的な研究成果により、胎児と新生児のケトン体の基準値は、現行の基準値より遥かに高値であり、胎児でも新生児でも血中ケトン体は脳をはじめとする全身の細胞の重要なエネルギー源となっていることを示唆しており、ケトン体の安全性が保証されたことになります。

221ページで触れたイギリスの権威ある栄養学の教科書『ヒューマン・ニュートリション基礎・食事・臨床　第10版』は、乳児のケトン体に対して次のように記述しています。

「母乳は脂質含有量が高く、ケトン体生成に必要な基質を供給することができる。発達中の脳では血液からケトン体をとり込み、利用できるという特殊な能力があり、新生児においてケトン体は脳における重要なエネルギー源となっている」

補足すると、ケトン体を脳で利用するのは新生児だけの〝特殊能力〟ではなく、大人でも普通に利用しています。いずれにしても乳児ですら利用しているケトン体が危険物質ではないということは、おわかりいただけると思います。

ケトン体は運動時にもエネルギー源になる

運動には糖質が欠かせないといわれます。

マラソン、ロードバイク、トレイルランニングといった長時間の有酸素運動の前に、体内（筋肉と肝臓）の糖質（グリコーゲン）量を増やす「カーボローディング」を行う選手が多くいます。しかし、実のところ体内に貯蔵できるグリコーゲンを多少増やしても五十歩百歩。なぜなら長時間の有酸素運動は、糖質中心ではなく、「脂肪酸＋ケトン体」が中心のエネルギー代謝に頼っているからです。

運動の主要なエネルギー源は糖質と脂質であり、両者は常に同時に使われます。もっとも、糖質は酸素があってもなくてもエネルギー源になりますが、脂質（脂肪酸＋ケトン体）は酸素がないとエネルギー源になりません。

糖質は全身を巡る血液中に血糖として５ｇ（血糖値１００mg／dℓ、体重65kgのときの概算）、そして筋肉と肝臓にグリコーゲンとして３００ｇほどしか蓄えられません。

糖質は1g当たり4kcalですから、全部合わせても1200kcal程度しか蓄えられないということです。

フルマラソン1回分の消費エネルギーはおよそ2700kcal（体重65kgの場合の概算）ですから、仮に糖質だけを使ったとするとその半分にも満たないわけです。

一方、脂質は体脂肪として10～20kg以上、人によっては数十kgも蓄えられます。体重65kgで体脂肪率20％なら貯蔵量は13kgもあります。脂質は1g当たり9kcalですから、体内に11万7000kcal分のエネルギーを蓄えている計算になるのです。

仮に脂質（脂肪酸＋ケトン体）だけを使ったとするとフルマラソンを43回以上完走できる分だけ蓄えているということです。それだけに体は脂質をメインのエネルギー源にしているわけです。

マラソンやトレイルランニングなどの有酸素運動の大半は、息が切れない程度の中等度の強度の運動で、しっかりと呼吸をしながら走ります。100m走のように呼吸をあまりせず、短時間で高強度を保つ無酸素運動とは違います。

有酸素運動で高強度になるのはゴール直前のラストスパートのみ。ここでは息が切れてもOKなので糖質（グリコーゲン＋ブドウ糖）を酸素なしでエネルギーに変えているのです。

中強度の運動で脂質（脂肪酸＋ケトン体）を利用すると糖質（グリコーゲン＋ブドウ糖）の節約になります。そこで節約したグリコーゲン＋ブドウ糖をラストスパートで有効に使い切れば、ライバルを抜き去ってゴールできるというわけです。

中強度の運動まではケトン体でパフォーマンス向上

オフロードサイクリング選手のパフォーマンスに及ぼす、ケトン食（糖質制限食）の長期的な効果を検証した研究があります。

被験者は8人の男性アスリート。年齢は28・3±3・9歳で、いずれもオフロードサイクリングのトレーニング経験が5年間以上ある選手です。実験では8人に低糖質&高脂質のケトン食と混合食（高糖質食）をそれぞれ1カ月間食べてもらいました。

エネルギー産生栄養素バランスは、ケトン食が「糖質15％、脂質70％、たんぱく質15％」、混合食が「糖質50％、脂質30％、たんぱく質20％」。この研究のケトン食は糖質15％ですから、高雄病院のスーパー糖質制限食の糖質12％に近いといえます。

ケトン食を1カ月間食べた直後と、混合食を1カ月間食べた直後、それぞれにさまざまな強度でサイクルエルゴメーター（固定式自転車を使って体力やトレーニング効果を測定するマシン）をこいでもらった結果、**安静時および低～中強度の運動においてはケトン食のほうがパフォーマンスは高く、筋肉のダメージも少ないという結果が出ました。**

高強度の運動だけは混合食のほうが高いパフォーマンスを発揮しましたが、これはケトン食（＝スーパー糖質制限食）では筋肉に蓄えた糖質（グリコーゲン）の量がやや少なくなるため、無酸素状態の高強度の運動能力がやや低下するからでしょう。

スーパー糖質制限食が向いていない高強度の運動の例としては、100m走があります。同様に、重量挙げのように重たいバーベルを一気に持ち上げる競技も向いていません。

筋力トレーニングに関しては、スーパー糖質制限食がまったく役に立たないわけではなく、適度に筋肉がついた細マッチョを目指す通常レベルの筋トレであれば中強度の運動で済みますから、脂質（脂肪酸＋ケトン体）中心のエネルギー消費でトレーニングをすることができます。

スーパー糖質制限食では筋肉の原材料となるたんぱく質を肉類や魚介類などからしっかりとりますから、質の高い筋肉が得られるはずです。

難治性てんかんに「ケトン食」

ケトン体は病気の治療でも威力を発揮します。その先駆けとなったのは、「難治性てんかん」の子どもの治療食である「ケトン食」です。

てんかんとは、大脳が過剰に興奮する状態を発作的に繰り返す慢性の病気です。そしてケトン食は、欧米や韓国で難治性てんかんの治療法のひとつとして確立されています。

ケトン食はさまざまなタイプのてんかんに有効ですが、とくに「グルコース・トランスポーター（糖輸送体）1異常症」（GLUT1異常症）というタイプに有効です。

血糖を細胞内にとり込んでエネルギー源として利用するときには、血糖を細胞内へ運び入れる「グルコース・トランスポーター」（ＧＬＵＴ）が活躍します。

すでに触れたように脳の神経細胞には「ＧＬＵＴ１」というタイプが控えており、インスリンの手助けがなくても血糖をとり込めるように細胞の表面で待ち構えています。ところが、てんかんの患者さんの一部では、このＧＬＵＴ１に機能的な不全があり、血糖を上手にとり込めません。**ケトン食にすると増えるケトン体は、ＧＬＵＴ１を介さずに神経細胞のエネルギー源になるので、ＧＬＵＴ１異常症というタイプにはケトン食が唯一無二の治療法なのです。**

ケトン食は究極の糖質制限食

治療に用いられるケトン食は、脂質87〜90％、糖質5％以下という究極の糖質制限食で、ケトン体が非常に増えます。

ケトン食の実践は2年から3年に及び、この間に総ケトン値は４０００〜６０００μmol／ℓ程度（日常的に糖質をとっている人の基準値は26〜１２２μmol／ℓほど）になります。このケトン食が禁忌となる人や副作用、合併症を招くケースもあるので、導入にあたっては医師との相談が必要です。

国際的にはその安全性と有効性は一定の確認を得ており、根拠に基づく医療（ＥＢＭ＝

Evidence Based Medicine）における世界最大級の文献データベースで医療従事者の信頼も厚い「コクランライブラリー」には２０１０年、イギリス国立医療技術評価機構（ＮＩＣＥ）にも２０１１年、難治性小児てんかんの治療としてケトン食が採用されています。

ケトン体は有害ではないどころか、海外の医学会ではケトン体をがん治療に用いる研究が行われています。

動物実験では、がん細胞を入れたシャーレにケトン体を投与すると、がん細胞が縮む現象が報告されています。

ケトン体になぜがん抑制効果があるのかはまだはっきりしていませんが、人体でもケトン体によるがん抑制効果を示唆する事例が海外からリポートされています。

ことの発端は１９９５年、アメリカの女の子２人が難治性てんかんの子どもの治療食としてケトン食を食べたことでした。

この２人には、ほかの難治性てんかんとは大きな違いがありました。てんかんと同時に進行した脳のがん（「アストロサイトーマ」という悪性度の高い脳腫瘍）を患っていたのです。

しかし、**彼女たちがケトン食を継続したところ、てんかんの症状が改善するとともに進行していたはずの脳のがん組織が縮小していたことがわかったのです。**

この事実を受けて、２０１１年から米アイオワ大学と米国国立衛生研究所が共同で、進行した肺がんとすい臓がんに対するケトン食治療の臨床試験をはじめています。

糖質制限食でケトン体が有効活用できるようになれば、減量以外にもさまざまな健康効果が得られるでしょう。今後のケトン体研究の進展に期待しましょう。

「低脂質で病気リスクが下がる」のウソ

糖質制限をすると脂質の摂取量は増えます。しかし、脂質は諸悪の根源であり、動物性脂質の摂取が多い〝食の欧米化〟により、日本人の大腸がん、乳がん、心筋梗塞などの心臓病が増えたという説がまかり通っています。

しかし、**医学の世界では脂質の多い食生活が有害だという脂質悪玉説はハッキリと否定されています。**

その先鞭をつけたのは『米国医師会雑誌』の2006年2月8日号に掲載された3本の論文による「〈低脂質＋野菜豊富な食生活〉は乳がん、大腸がん、心血管疾患リスクを下げない」という報告です。

これは5万人弱の閉経した女性を対象に、対照グループも設けて平均8年間にわたって追跡した結果です。全体を2万5000人ずつの2グループに分けて、一方には1日の総摂取エネルギーに占める脂質の割合を20％に抑える低脂質食を指導。もう一方のグループは脂質制限なしでしたから、エネルギー産生栄養素バランスは平均的なアメリカ人女性と同じ30％台と推定されます。

この研究をデザインした医師は恐らく、高脂質食が大腸がん、乳がん、心血管疾患のリスクを増大させるという脂肪悪玉説を証明するために調査をしたのでしょう。

ところが、**低脂質食は、乳がん、大腸がん、心血管疾患のリスクをいずれもまったく下げなかったのです。**

つまり、低脂質食のグループと、アメリカ人女性の平均的な脂質摂取レベルを保っていた脂質制限なしのグループで、乳がん、大腸がん、心血管疾患の発症率は変わらなかったということ。すなわち、脂質悪玉説が根底から否定されたということです。

巻末資料 1

糖質制限食1週間レシピ

2016年3月現在、高雄病院で入院患者さんに提供しているスーパー糖質制限食の朝・昼・夕の1週間のメニューです。1日の摂取カロリーを1600kcal程度に設定しています。昼食の摂取カロリーが夕食より多いのは、豆乳とチーズの分です。豆乳とチーズはその日のうちに摂取してもらえばいいので、好みによって3時のおやつにしたり、夕食に回したりしています。女性用に1日1200kcalのレシピもあります。ぜひ、日々の献立づくりの参考にしてください。

1日目

	料理名	材料名	分量 (g)	カロリー (kcal)	たんぱく質 (g)	脂質 (g)	糖質 (g)
朝	ローカーボパン	ローカーボパン	60	401	25.3	23.2	13.4
	バター	(小)バター	7				
	炒り卵	卵	60				
		淡口	2				
		油	1				
	ねりごま和え	白菜	80				
		あたりごま	5				
		濃口	2				
	スープ煮	ブロッコリー	50				
		むきタマネギ	20				
		ウインナー	20				
		コンソメ	1				
		淡口	1				
	トマトジュース	トマトジュース	160				
昼	納豆	きざみ納豆	50	701	52.3	44.7	13.3
		濃口	3				
		辛子	0.3				
	揚げ高野の旨煮	高野豆腐	10				
		油	10				
		カリフラワー	80				
		ニンジン	20				
		豚肉	30				
		淡口	5				
		ゆず	1				
	たこ胡	きゅうり	50				
		青しそ	0.5				
		たこ	20				
		生姜	3				
		淡口	2				
		酢	5				
	とり照焼	鶏もも	60				
		濃口	3				
		酒	1				
		油	0.3				
		キャベツ	50				
		淡口	2				
	チーズ	6pチーズ	18				
	無調整豆乳	無調整豆乳	200				
夕	味噌汁(温)	味噌	10	492	40.5	29.7	10.2
		ダイコン	30				
	豚肉のハーブ焼	豚もも	50				
		塩	0.5				
		白ワイン	1				
		バジル	0.02				
		タイム	0.05				
		油	0.3				
	ソテー	むきタマネギ	50				
		ほんしめじ	20				
		ベーコン	20				
		塩	0.4				
	ミニトマト	ミニトマト	20				
	煮物	ダイコン	40				
		厚揚げ	75				
		ちりめん	3				
		濃口	2				
	鮭の照焼	銀鮭60g	60				
		濃口	3				
		油	0.2				
	青菜の煮浸し	小松菜	80				
		油揚げ	7				
		濃口	3				
	合計			1594	118.1	97.6	36.9

2日目

	料理名	材料名	分量(g)	カロリー(kcal)	たんぱく質(g)	脂質(g)	糖質(g)
朝	ローカーボパン	ローカーボパン	60	421	25.9	25.7	12.3
	バター	(小)バター	7				
	カレーソテー	豚ミンチ	20				
		キャベツ	30				
		ニンジン	10				
		カレー粉	0.1				
		油	1				
		濃口	2				
	茹で卵	卵	60				
	グリーンサラダ	キャベツ	30				
		胡瓜	20				
		アスパラガス冷凍	20				
		ロースハム	15				
		オリーブオイル	6				
		酢	5				
		塩	0.4				
	トマトジュース	トマトジュース	160				
昼	炒り卵	卵	60	638	52	40.6	10
		ツナ缶	25				
		ほうれんそう	40				
		淡口	3				
		油	0.5				
	からすかれいの照り焼き	からすかれい	60				
		濃口	3				
		油	0.2				
	辛子和え	小松菜	70				
		辛子	0.3				
		白ごま	1				
		濃口	2.4				
	スープ煮	白菜	40				
		ほんしめじ	20				
		ニンジン	10				
		むきタマネギ	30				
		むきエビ	20				
		ベーコン	10				
		コンソメ	1				
		淡口	2				
	煮物	焼き豆腐	50				
		豚肉	30				
		チンゲンサイ	60				
		淡口	4				
	チーズ	ベビーチーズ	15				
	無調整豆乳	無調整豆乳	200				
夕	味噌汁(温)	味噌	10	542	43.7	33.3	11.5
		油揚げ	7				
		緑豆もやし	30				
	照り焼き	黒めばる	60				
		濃口	3				
		油	0.3				
	紅生姜	生姜	7				
		梅酢	3				
	和え物	白菜	80				
		ほんしめじ	20				
		白ごま	1				
		濃口	2				
	湯豆腐	絹ごし豆腐	100				
		濃口	3				
		みつば	3				
	豚肉のソテー	豚肉	80				
		キャベツ	60				
		濃口	4				
		油	0.5				
	サラダ	カリフラワー	50				
		ロースハム	20				
		マヨネーズ	15				
	合計			1601	121.6	99.6	33.8

3日目

	料理名	材料名	分量(g)	カロリー(kcal)	たんぱく質(g)	脂質(g)	糖質(g)
朝	ローカーボパン	ローカーボパン	60	466	27.1	30.0	13.2
	バター	(小)バター	7				
	煮浸し	緑豆もやし	60				
		油揚げ	7				
		淡口	3				
	炒り卵	卵	60				
		ウインナー	20				
		塩	0.4				
		油	0.3				
	カレー汁	油揚げ	7				
		むきタマネギ	30				
		ニンジン	5				
		ベーコン	15				
		カレー粉	0.03				
		淡口	6				
	トマトジュース	トマトジュース	160				
昼	ごま和え	小松菜	70	680	47.1	45.8	12.8
		あたりごま	3				
		淡口	2				
	鶏肉のやわらか揚げ	鶏もも	50				
		酒	1				
		濃口	2				
		大豆	5				
		油	7				
		キャベツ	30				
		胡瓜	20				
		濃口	4				
		酒	3				
		生姜	7				
		白ごま	2				
		ねぎ小口	4				
	けんちん煮	絹ごし豆腐	100				
		油揚げ	10				
		ニンジン	20				
		ダイコン	40				
		ごま油	1				
		濃口	4				
	炒め煮	まいたけ	40				
		ニンジン	20				
		豚肉	50				
		油	1				
		塩	0.4				
		こしょう	0.01				
	チーズ	6pチーズ	18				
	無調整豆乳	無調整豆乳	200				
夕	味噌汁(温)	味噌	10	457	39.5	22.0	17.3
		キャベツ	30				
	エビ団子との煮物	むきエビ	60				
		絹ごし豆腐	20				
		淡口	1				
		かたくり粉	2				
		生姜	3				
		卵	5				
		ねぎ小口	4				
		大根	80				
		小松菜	30				
		ニンジン	30				
		絹ごし豆腐	50				
		酒	1				
		濃口	6				
	辛子和え	わけぎ	60				
		油揚げ	10				
		辛子	0.3				
		濃口	3				
	鯖の照焼	鯖	60				
		濃口	3				
		油	0.2				
		ダイコン	50				
	卵とじ	白菜	50				
		油揚げ	7				
		ニンジン	10				
		卵	60				
		淡口	3				
	合計			1603	113.7	97.8	43.3

4日目

	料理名	材料名	分量(g)	カロリー(kcal)	たんぱく質(g)	脂質(g)	糖質(g)
朝	ローカーボパン	ローカーボパン	60	427	20.4	29.2	13.0
	バター	(小)バター	7				
	レタスのソテー	レタス	50				
		ベーコン	10				
		塩	0.3				
		油	0.1				
	サラダ	キャベツ	40				
		ツナ缶	15				
		オリーブオイル	5				
		酢	5				
		塩	0.4				
	キノコのスープ	ほんしめじ	20				
		エノキタケ	20				
		トマト	30				
		ベーコン	20				
		バター	1				
		コンソメ	1				
		塩	0.5				
	トマトジュース	トマトジュース	160				
昼	開きサンマの焼魚	開きサンマ	90	661	52.3	40.6	13.2
		油	0.6				
	おろし	ダイコン	40				
	肉豆腐	豚肉	40				
		木綿豆腐	100				
		ニンジン	20				
		濃口	5				
	味噌汁(温)	味噌	10				
		ダイコン	30				
		ニンジン	10				
		油揚げ	10				
		ねぎ小口	3				
	納豆	きざみ納豆	50				
		ねぎ小口	3				
		濃口	2.5				
	チーズ	ベビーチーズ	15				
	無調整豆乳	無調整豆乳	200				
夕	味噌汁(温)	味噌	10	521	35.4	34.2	10.3
		わかめ	1				
	プレーンオムレツ	卵	60				
		バター	2				
		ロースハム	10				
		あさつき	5				
		クリーム乳脂肪	10				
		塩	0.5				
		ピューレ	10				
		濃口	1				
	ほうれんそうソテー	ほうれんそう	70				
		塩	0.3				
		油	0.5				
	共煮	白菜	100				
		ニンジン	10				
		油揚げ	7				
		濃口	3				
	高野のさっと煮	高野豆腐	10				
		ニンジン	20				
		淡口	3				
	とり照焼	鶏むね肉	80				
		濃口	3				
		酒	1				
		油	0.5				
		トマト	50				
	合計			1609	108.1	104.0	36.5

5日目

	料理名	材料名	分量(g)	カロリー(kcal)	たんぱく質(g)	脂質(g)	糖質(g)
朝	ローカーボパン	ローカーボパン	60	402	25.5	24.1	11.4
	バター	(小)バター	7				
	金平風	ひじき	3				
		油揚げ	5				
		ダイコン	20				
		ニンジン	10				
		濃口	4				
		油	0.3				
	ハムエッグ	卵	60				
		塩	0.3				
		ロースハム	20				
		油	0.3				
	茹でブロッコリー	ブロッコリー	50				
		マヨネーズ	7				
	トマトジュース	トマトジュース	160				
昼	ぶりの照り焼き	ぶり	60	670	61.2	35.4	17.5
		濃口	3				
		油	0.2				
		トマト	50				
	八宝菜	豚肉	40				
		むきえび	20				
		ニンジン	20				
		干ししいたけ	1				
		いか	20				
		白菜	80				
		たけのこ水煮	30				
		ねぎ	20				
		淡口	6				
		油	0.3				
	おろしあえ	ダイコン	60				
		大豆	15				
		胡瓜	20				
		ニンジン	10				
		淡口	2				
		塩	0.1				
		酢	5				
	あさり入りマーボー豆腐	木綿豆腐	100				
		あさりむき身	30				
		ねぎ小口	10				
		干ししいたけ	1				
		濃口	4				
		トウバンジャン	0.1				
	チーズ	6pチーズ	18				
	無調整豆乳	無調整豆乳	200				
夕	味噌汁(温)	味噌	10	534	45.5	29.7	14.1
		白菜	30				
	鰆の幽庵焼	さわら	60				
		ゆず	10				
		濃口	3				
	お浸し	わかめ	2				
		胡瓜	30				
		濃口	2				
		糸かつお	0.1				
	湯豆腐おろしかけ	絹ごし豆腐	100				
		ダイコン	30				
		なめこ	10				
		淡口	5				
	牛肉のソテー	牛肉	50				
		むきタマネギ	60				
		ニンジン	20				
		濃口	4				
		油	1				
	厚揚げのそぼろ煮	厚揚げ	75				
		豚ミンチ	30				
		ねぎ小口	5				
		生姜	3				
		濃口	4				
	合計			1606	132.2	89.2	43.0

6日目

	料理名	材料名	分量 (g)	カロリー (kcal)	たんぱく質 (g)	脂質 (g)	糖質 (g)
朝	ローカーボパン	ローカーボパン	60	434	29.3	25.1	14.1
	バター	(小)バター	7				
	卵とじ	キャベツ	40				
		むきえび	20				
		卵	30				
		油	0.5				
		淡口	3				
	冷奴	絹ごし豆腐	100				
		オリーブオイル	4				
		バジル	0.01				
		濃口	2.5				
	豆乳スープ	えのきたけ	30				
		バター	2				
		無調整豆乳	100				
		ベーコン	5				
		塩	0.7				
	トマトジュース	トマトジュース	160				
昼	ほっけの照り焼き	ほっけ	60	661	55.9	38.1	17.0
		濃口	3				
		油	0.3				
	肉豆腐	牛肉	60				
		絹ごし豆腐	150				
		ニンジン	20				
		むきタマネギ	60				
		糸コンニャク	20				
		濃口	6				
		油	0.3				
	味噌汁(温)	味噌	10				
		油揚げ	7				
		はくさい	30				
		絹ごし豆腐	20				
	和え物	ダイコン	40				
		わかめ	1				
		ツナ缶	30				
		淡口	2				
	ねりごま和え	ほうれんそう	60				
		あたりごま	5				
		濃口	2				
	チーズ	ベビーチーズ	15				
	無調整豆乳	無調整豆乳	200				
夕	味噌汁(温)	味噌	10	499	37.6	29.2	15.1
		ダイコン	30				
	ガーリック豆腐ステーキ	木綿豆腐	150				
		油	0.3				
		濃口	4				
		にんにく	0.3				
		ブロッコリー	30				
		黄ピーマン	20				
		ミニトマト	10				
	卵とじ	むきタマネギ	50				
		ニンジン	10				
		卵	40				
		素焼きあなご	10				
		淡口	4				
	赤魚の煮魚	赤魚	60				
		ダイコン	50				
		酒	1				
		濃口	5				
	サラダ	キャベツ	50				
		ロースハム	20				
		マヨネーズ	10				
	合計			1594	122.8	92.4	46.2

7日目

	料理名	材料名	分量(g)	カロリー(kcal)	たんぱく質(g)	脂質(g)	糖質(g)
朝	ローカーボパン	ローカーボパン	60	442	26.8	27.1	12.2
	バター	(小)バター	7				
	ぜんまいの煮物	ぜんまい	50				
		油揚げ	7				
		ニンジン	10				
		濃口	4				
	炒り卵	卵	60				
		ロースハム	20				
		淡口	2				
		油	0.1				
	大根サラダ	ダイコン	50				
		ニンジン	5				
		ツナ缶	15				
		オリーブオイル	5				
		酢	5				
		塩	0.3				
	トマトジュース	トマトジュース	160				
昼	サラダ	キャベツ	50	655	46.3	43.2	14.3
		ベーコン	15				
		マヨネーズ	10				
	焼き鳥	鶏むね肉こまぎれ	40				
		レバー	30				
		むきタマネギ	50				
		ピーマン	30				
		緑豆もやし	40				
		油	0.5				
		濃口	6				
		酒	1				
	もずくの酢の物	もずく	40				
		長イモ	20				
		生姜	3				
		淡口	2				
		酢	5				
	鮭のムニエル	銀鮭	60				
		塩	0.3				
		バター	3				
		ブロッコリー	50				
		濃口	1				
	チーズ	6pチーズ	18				
	無調整豆乳	無調整豆乳	200				
夕	味噌汁(温)	味噌	10	510	40.7	28.6	15.3
		むきタマネギ	30				
	したびらめの卵焼	骨なししたびらめ	60				
		酒	1				
		淡口	3				
		卵	10				
		あさつき	3				
		油	0.5				
	レタスのマヨネーズ和え	レタス	20				
		マヨネーズ	15				
	ミニトマト	ミニトマト	20				
	煮物	ダイコン	50				
		焼き豆腐	50				
		淡口	4				
		ゆず	1				
	アナゴの煮物	素焼きアナゴ	40				
		ごぼう	30				
		濃口	3				
	そぼろ煮	むきタマネギ	30				
		鶏ミンチ	40				
		絹ごし豆腐	100				
		淡口	4				
	合計			1607	113.8	98.9	41.8

巻末資料 2

食品糖質量リスト

食品に含まれる糖質量の一覧表です。1人前の常用量に含まれる糖質量と100g当たりの糖質量を示しています。糖質1gが、2型糖尿病の人の血糖値を約3mg/dℓ、1型糖尿病の人の血糖値を約5mg/dℓ上昇させます。いずれも体重64kg換算ですので、（仮にですが）体重が半分の32kgの人ならそれぞれ6mg/dℓ、10mg/dℓ上昇させるという計算になります。これを基準にスーパー糖質制限食では1回の食事の糖質摂取量を10～20g程度に抑えて、食後高血糖を防ぐことを目指します。ぜひ、糖質制限食を実践する際の参考にしてください。

食品糖質量 01

	食品名	常用量(g)	カロリー(kcal)	糖質(g)	100g当たり糖質量(g)	目安	備考
デンプン類	玄米	170	595	120.4	70.8	炊飯器用カップ1	
	精白米	170	605	130.2	76.6	炊飯器用カップ1	
	胚芽精米	170	602	125.8	74.0	炊飯器用カップ1	
	玄米ご飯	150	248	51.3	34.2	1膳	
	精白米ご飯	150	252	55.2	36.8	1膳	
	胚芽米ご飯	150	251	53.4	35.6	1膳	
	全粥(精白米)	220	156	34.3	15.6	1膳	
	五分粥(精白米)	220	79	17.2	7.8	1膳	
	重湯(精白米)	200	42	9.4	4.7	1膳	
	玄米全粥	220	154	32.1	14.6	1膳	
	餅	50	118	24.8	49.5	切り餅1個	
	赤飯	120	227	48.8	40.7	茶碗1杯	
	きりたんぽ	90	189	41.2	45.8	1本	
	ビーフン	70	264	55.3	79.0	1人分	
	食パン	60	158	26.6	44.4	6枚切1枚	1斤=約360〜400g
	フランスパン	30	84	16.4	54.8	1切れ	1本=250g
	ライ麦パン	30	79	14.1	47.1	厚さ1cm1枚	ライ麦50%
	ぶどうパン	60	161	29.3	48.9	1個	
	ロールパン	30	95	14.0	46.6	1個	バターロール
	クロワッサン	30	134	12.6	42.1	1個	
	イングリッシュマフィン	60	137	23.8	39.6	1個	
	ナン	80	210	36.5	45.6	1個	
	うどん(茹で)	250	263	52.0	20.8	1玉	
	そう麺	50	178	35.1	70.2	1束	
	中華麺(生)	130	365	69.7	53.6	1玉	ゆでて230g
	中華麺(蒸し)	170	337	62.1	36.5	1玉	
	そば(ゆで)	170	224	40.8	24.0	1玉	小麦粉65%
	マカロニ(乾)	10	38	7.0	69.5	サラダ1食分	
	スパゲティ(乾)	80	302	55.6	69.5	1人分	
	餃子の皮	6	17	3.3	54.8	1枚	
	シュウマイの皮	3	9	1.7	56.7	1枚	
	コーンフレーク	25	95	20.3	81.2	1人分	
	そば粉	50	181	32.7	65.3	1C=120g	
	小麦粉(薄力粉)	9	33	6.6	73.4	大匙1	小1=3g・1C=110g
	生麩	7	11	1.8	25.7	手まり麩1個	
	麩	5	19	2.7	53.2	小町麩12個	
	パン粉(乾)	3	11	1.8	59.4	フライ用衣	小1=1・大1=3・1C=40g
	上新粉	3	11	2.3	77.9	小1	大1=9・1C=130g
	白玉粉	9	33	7.2	79.5	大匙1	1C=120g
	道明寺粉	12	45	9.6	79.7	大匙1	1C=160g
イモ類	キクイモ	50	18	6.6	13.1		
	コンニャクイモ	50	3	0.1	0.1	おでん1食分	1丁約250g
	サツマイモ	60	79	17.5	29.2	1/3〜1/4個	廃棄10% 1個=約250g
	サトイモ	50	29	5.4	10.8	中1個約60g	廃棄15%
	ジャガイモ	60	46	9.8	16.3	1/2個	廃棄10% 1個=約130〜150g
	フライドポテト	50	119	14.7	29.3		
	長イモ	50	33	6.5	12.9	1/9個	廃棄10% 1本=500g
	ヤマトイモ	50	62	12.3	24.6		廃棄10%
	じねんじょ	50	61	12.4	24.7		廃棄20%
	葛粉	20	69	17.1	85.6		1C=120g
	片栗粉(じゃがいもでん粉)	3	10	2.4	81.6	小1=3g	大1=9g・1C=130g
	コーンスターチ	2	7	1.7	86.3	小1=2g	大1=6g・1C=100g
	葛きり(乾)	15	53	13.0	86.8	鍋1食分	
	緑豆春雨	10	35	8.1	80.9	和え物1食分	
	春雨	10	34	8.3	83.1	和え物1食分	
豆類	小豆(乾)	10	34	4.1	40.9		1C=160g
	いんげんまめ(乾)	10	33	3.9	38.5		1C=160g
	えんどう(茹で)	30	44	5.3	17.5		1C=130g
	そらまめ(乾)	20	70	9.3	46.6		
	大豆(乾)	10	42	1.1	11.1	38個	1C=150g 黒豆を含む
	大豆(茹で)	50	90	1.4	2.7		
	きな粉(脱皮大豆)	5	22	0.8	16.1	大1=5g	小1=2g
	木綿豆腐	135	97	1.6	1.2	1/2丁	1丁=270g
	絹ごし豆腐	135	76	2.3	1.7	1/2丁	1丁=270g
	焼き豆腐	50	44	0.3	0.5	1/3〜1/5丁	1丁=150〜250g
	生揚げ(厚揚げ)	135	203	0.3	0.2	大1個	
	油揚げ	30	116	0.4	1.4	1枚	
	がんもどき	95	217	0.2	0.2	1個	

食品糖質量 02

	食品名	常用量 (g)	カロリー (kcal)	糖質 (g)	100g当たり糖質量(g)	目安	備考
豆類	高野豆腐	20	106	0.8	3.9	1個	
	糸引き納豆	50	100	2.7	5.4	1パック	
	ひきわり納豆	50	97	2.3	4.6	1パック	
	おから	40	44	0.9	2.3	卯の花1人分	
	無調整豆乳	210	97	6.1	2.9	1本	1C=210g
	生湯葉	30	69	1.0	3.3		
	干し湯葉	5	26	0.3	5.6	汁1人分	干し湯葉1枚=5g
	テンペ	20	40	1.0	5.2	1/5枚分	1枚
種実類	アーモンド(乾)	50	299	4.7	9.3	35粒	10粒=約15g
	アーモンド(フライ、味付)	50	303	5.2	10.4	35粒	10粒=約15g
	カシューナッツ(フライ、味付)	30	173	6.0	20.0	20粒	10粒=約15g
	かぼちゃ(炒り、味付)	50	287	2.4	4.7		
	ぎんなん(生)	15	28	5.5	36.7	10粒	廃棄25% 殻付き1粒=約2g
	ぎんなん(ゆで)	10	17	3.2	32.3		
	くり(生)	20	33	6.5	32.7	1個	廃棄30% 殻付き1個=約30g
	くるみ(炒り)	6	40	0.3	4.2	1個	1個=約6g
	ココナッツミルク	50	75	1.3	2.6	1/4C	
	ごま(乾)	3	17	0.2	7.6	小1	小1=3g・大1=9g・1C=120g
	ごま(炒り)	3	18	0.2	5.9	小1	
	ピスタチオ(炒り、味付)	40	246	4.7	11.7	40粒	廃棄45% 殻付き1個=2g
	ひまわり(フライ、味付)	40	244	4.1	10.3		
	ヘーゼルナッツ(フライ、味付)	40	274	2.6	6.5		
	マカダミアナッツ(炒り、味付)	50	360	3.0	6.0		
	まつ(炒り)	40	276	0.5	1.2		小1=3g
	らっかせい(炒り)	40	234	5.0	12.4	30粒	廃棄27% 殻付き1個=2g
	バターピーナッツ	40	237	4.5	11.3	40粒	
	ピーナッツバター	17	109	2.4	14.4		大1=17g
野菜類	あさつき	5	2	0.1	2.3	薬味1人分	5本=15g
	あしたば	10	3	0.1	1.1	1茎	
	グリーンアスパラ	30	7	0.6	2.1	太1本	
	ホワイトアスパラ(水煮缶詰)	15	3	0.4	2.6	1本	
	さやいんげん(三度豆)	50	12	1.4	2.7	お浸し1食分	
	うど	20	4	0.6	2.9	吸い物1食分	廃棄35% 中1本=約200g
	えだまめ	50	68	1.9	3.8	1食分	廃棄45% さや付き90g
	さやえんどう(絹さや)	20	7	0.9	4.5	付け合わせ	廃棄9% 1さや=3g
	スナップえんどう	50	22	3.7	7.4	付け合わせ	1本=10g
	グリンピース(えんどう豆)	5	5	0.4	7.6	10粒	
	おかひじき	60	10	0.5	0.9	1食分	みるな
	オクラ	20	6	0.3	1.6	2本	廃棄15% 1本=15g
	かぶ　葉	80	16	0.8	1.0	3株分	廃棄30% 1株=40g
	かぶ　根	50	10	1.6	3.1	小1個分	廃棄9% 中1個=60g
	西洋カボチャ	50	46	8.6	17.1	5cm角1個	廃棄10% 1個=1～1.5kg
	からしな	35	9	0.4	1.0	1株=35g	葉がらし
	カリフラワー	80	22	1.8	2.3	サラダ1食分	廃棄50% 1個=350～500g
	干ぴょう(乾)	3	8	1.1	37.8		巻き寿司1本分
	キャベツ	50	12	1.7	3.4	中葉1枚	廃棄15% 中1個=約1kg
	きゅうり	50	7	1.0	1.9	1/2本	中1本=100g
	くわい	20	25	4.8	24.2	1個	廃棄20%
	ごぼう	60	39	5.8	9.7	1/3本	廃棄10% 中1本=200g
	小松菜	80	11	0.4	0.5	お浸し1人分	廃棄15%
	ししとうがらし	4	1	0.1	2.1	1本	廃棄10%
	しそ	1	0	0.0	0.2	1枚	青しそ・赤しそ
	春菊	15	3	0.1	0.7	1本	
	じゅんさい(水煮びん詰)	5	0	0.0	0.0	吸い物1人分	
	生姜	20	6	0.9	4.5	1かけら	廃棄20% 1個=25g
	生姜甘酢漬け	5	3	0.5	10.5	付け合わせ	
	しろうり	110	17	2.3	2.1	1/2個	廃棄25% 中1個=約300g
	ずいき	80	13	2.0	2.5	煮物1食分	廃棄30% 1本=50g
	ズッキーニ	100	14	1.5	1.5	1/2本	1本210g
	せり	15	3	0.1	0.8	1株	廃棄30% 1株=20g
	セロリ	50	8	0.9	1.7	1/2本	廃棄35% 1本=150g
	茹でぜんまい	50	11	0.3	0.6	煮物1食分	
	そらまめ(未熟豆)	20	22	2.6	12.9	1さや分	廃棄25% 1さや=30g
	かいわれ大根	5	1	0.1	1.4	1食分	
	大根葉	30	8	0.4	1.3		廃棄20% 葉のみ40g
	大根	100	18	2.7	2.7	煮物1食分	廃棄10% 中1本=800g～1kg
	切干大根	10	28	4.7	46.8	煮物1食分	
	茹でたけのこ	50	15	1.1	2.2	煮物1食分	

食品糖質量 03

	食品名	常用量(g)	カロリー(kcal)	糖質(g)	100g当たり糖質量(g)	目安	備考
野菜類	タマネギ	100	37	7.2	7.2	煮物1食分	中1個=200g
	たらのめ	30	8	0.0	0.1	4個	廃棄30% 1個=10g
	チンゲン菜	100	9	0.8	0.8	1株	廃棄15% 1株=120g
	冬瓜	100	16	2.5	2.5	煮物1食分	廃棄30% 1個=約2~3kg
	トウモロコシ	90	83	12.4	13.8	1/2本	廃棄50% 1本=350g
	トマト	150	29	5.6	3.7	中1個	
	ミニトマト	10	3	0.6	5.8	1個	
	トマト　ホール缶	100	20	3.1	3.1		固形量
	トマトジュース	180	31	5.9	3.3	コップ1杯	
	なす	80	18	2.3	2.9	煮物1食分	廃棄10% 1本=90g
	なばな(菜の花)	50	17	0.8	1.6	和え物1食分	
	にがうり	60	10	0.8	1.3	1/2本	廃棄15% 1本=130g
	にら	100	21	1.3	1.3	1束	
	ニンジン	30	11	1.9	6.4	煮物1食分	中1本=150g
	金時ニンジン	30	13	1.7	5.7	煮物1食分	中1本=50g
	にんにく	7	9	1.4	20.6	1かけ	廃棄8% 1個=55g
	にんにくの芽	50	23	3.4	6.8	1/2束	
	白ネギ	50	14	2.5	5.0	煮物1食分	廃棄40% 1本=150g
	葉ネギ	5	2	0.2	4.1	薬味1食分	
	白菜	100	14	1.9	1.9	葉中1枚	
	パセリ	3	1	0.0	1.4	みじん切り大さじ1	廃棄10% 1本=5g
	ピーマン	25	6	0.7	2.8	1個	廃棄15% 1個=30g
	赤ピーマン	70	21	3.9	5.6	1/2個	廃棄10% 1個=150g
	黄ピーマン	70	19	3.7	5.3	1/2個	廃棄10% 1個=150g
	ふき	40	4	0.7	1.7	1本	廃棄40% 1本=60g
	ブロッコリー	50	17	0.4	0.8	付け合わせ1食分	廃棄50% 1株=300g
	ほうれんそう	80	16	0.2	0.3	お浸し1食分	廃棄10%
	みつば	5	1	0.1	1.2	5本	1本=1g
	みょうが	10	1	0.1	0.5	1個	
	もやし	40	6	0.5	1.3	付け合わせ1食分	
	だいずもやし	40	15	0.0	0.0	付け合わせ1食分	
	モロヘイヤ	60	23	0.2	0.4	お浸し1食分	
	ユリネ	10	13	2.3	22.9	1かけ	廃棄10% 1個=70g
	レタス	20	2	0.3	1.7	付け合わせ1食分	
	サラダ菜	10	1	0.0	0.4	大1枚	廃棄10%
	サニーレタス	20	3	0.2	1.2	1枚	
	レンコン	30	20	4.1	13.5	煮物1食分	廃棄20% 1節=250g
	わけぎ	50	15	2.3	4.6	ぬた1食分	1本=10g
	わらび	50	11	0.2	0.4	煮物1食分	1本=10~15g
漬物	梅干	10	10	1.9	18.6	1個	
	ザーサイ(漬物)	10	2	0.0	0.0	小皿1皿	
	たくあん	20	13	2.3	11.7	2切れ	
	守口漬	20	37	8.2	41.0	2切れ	
	べったら漬	20	11	2.4	12.2	2切れ	
	たかな漬	20	7	0.4	1.8	小皿1皿	
	野沢菜漬	20	5	0.5	2.3	小皿1皿	
	キムチ	20	9	1.0	5.2	小皿1皿	
果実類	アボカド	80	150	0.7	0.9	1/2個	廃棄30% 1個=230g
	イチゴ	75	26	5.3	7.1	5粒	1粒=15g
	いちじく	50	27	6.2	12.4	1個	廃棄15% 1個=60g
	いよかん	60	28	6.4	10.7	1/3個	廃棄40% 1個=約300g
	うんしゅうみかん	70	32	7.7	11.0	1個	廃棄20% 1個=90g
	ネーブル	65	30	7.0	10.8	1/2個	廃棄35% 1個=200g
	柿	100	60	14.3	14.3	1/2個	廃棄9% 1個=220g
	かぼす果汁	5	1	0.4	8.4	小匙1杯	大1=15g
	キウイフルーツ	120	64	13.2	11.0	1個	廃棄15% 1個=150g
	きんかん	10	7	1.3	12.9	1個	
	グレープフルーツ	160	61	14.4	9.0	1/2個	廃棄30% 1個=450g
	さくらんぼ国産	60	36	8.4	14.0	10個	廃棄10% 1個=7g
	すいか	180	67	16.6	9.2	1/16個	廃棄40% 1個=約5kg
	すだち果汁	5	1	0.3	6.5	小匙1杯	大1=15g
	ナシ	120	52	12.5	10.4	中1/2個	廃棄15% 1個=280g
	西洋ナシ	120	65	15.0	12.5	中1/2個	廃棄15% 1個=280g
	なつみかん	190	76	16.7	8.8	中1個	廃棄45% 1個=350g
	パイナップル	180	92	21.4	11.9	1/6個	廃棄45% 1個=2kg
	はっさく	130	59	13.0	10.0	中1/2個	廃棄35% 1個=400g
	バナナ	100	86	21.4	21.4	1本	廃棄40% 1本=160g
	パパイア	115	44	8.4	7.3	中1/2個	廃棄35% 1個=350g

食品糖質量 04

	食品名	常用量(g)	カロリー(kcal)	糖質(g)	100g当たり糖質量(g)	目安	備考
果実類	びわ	30	12	2.7	9.0	1個	廃棄30% 1個=45g
	ぶどう	45	27	6.8	15.2	1/2房	廃棄15% 1房=110g
	メロン	100	42	9.8	9.8	1/4個	廃棄50% 1個=約800g
	もも	170	68	15.1	8.9	1個	廃棄15% 1個=200g
	ゆず果汁	5	1	0.3	6.6	小匙1杯	大1=15g
	ライチー	30	19	4.7	15.5	1個	廃棄30% 1個=40g
	ライム果汁	5	1	0.5	9.1	小匙1杯	大1=15g
	リンゴ	100	54	13.1	13.1	1/2個	廃棄15% 1個=250g
	レモン	60	32	4.6	7.6	1/2個	1個=120g
	レモン果汁	5	1	0.4	8.6	小匙1杯	大1=15g
キノコ類	エノキタケ	20	4	0.7	3.7	汁物1食分	
	きくらげ(乾)	1	2	0.1	13.7	1個	
	生しいたけ	14	3	0.2	1.4	1枚	1個=15g
	干ししいたけ	3	5	0.7	22.4	1枚	
	しめじ	20	3	0.2	1.1	汁物1食分	
	なめこ	10	2	0.2	1.9	汁物1食分	
	エリンギ	20	5	0.6	3.1	1本	
	ひらたけ	10	2	0.4	3.6	1枚	
	まいたけ	20	3	0.0	0.0	汁物1食分	
	マッシュルーム	15	2	0.0	0.1	1個	
	マッシュルーム水煮缶詰	10	1	0.0	0.1	1個	
	まつたけ	30	7	1.1	3.5	中1本	
藻類	あらめ	10	14	0.8	8.2	煮物1食分	
	焼きのり	3	6	0.2	8.3	1枚	
	味付けのり	3	5	0.5	16.6	1袋	
	ひじき	10	14	1.3	12.9	煮物1食分	
	カットワカメ	2	3	0.1	6.2	酢の物1食分	
	ワカメ(生)	20	3	0.4	2.0	酢の物1食分	
	刻み昆布	3	3	0.2	6.9	煮物1食分	
	とろろ昆布	2	2	0.4	22.0	1食分	
	ところてん	50	1	0.0	0.0	1食分	
	角寒天	7	11	0.0	0.0	1本	
	めかぶ	50	6	0.0	0.0	1食分	
	もずく	50	2	0.0	0.0	1食分	
乳類	牛乳	210	141	10.1	4.8	1本	小1=5g・大1=15g・1C=210g
	低脂肪乳	210	97	11.6	5.5	1本	小1=5g・大1=15g・1C=210g
	生クリーム(乳脂肪)	100	433	3.1	3.1	1/2パック	
	生クリーム(植物性脂肪)	100	392	2.9	2.9		
	コーヒーホワイトナー(液状)	5	12	0.1	1.8	1個	植物性脂肪
	コーヒーホワイトナー(粉状)	6	34	3.2	53.1	大1	植物性脂肪
	ヨーグルト全脂無糖	100	62	4.9	4.9	1食分	
	プロセスチーズ	20	68	0.3	1.3	角チーズ厚さ1cm	
	カテージチーズ	15	16	0.3	1.9	大1	
	カマンベールチーズ	20	62	0.2	0.9	1切れ	
	クリームチーズ	20	69	0.5	2.3	1切れ	
調味料	ウスターソース	6	7	1.6	26.3	小1	大1=18g
	中濃ソース	6	8	1.8	29.8	小1	大1=18g
	濃厚ソース	6	8	1.8	29.9	小1	大1=18g
	トウバンジャン	10	6	0.4	3.6	大1/2	
	濃口醤油	6	4	0.6	10.1	小1	大1=18g
	淡口醤油	6	3	0.5	7.8	小1	大1=18g
	たまり醤油	6	7	1.0	15.9	小1	大1=18g
	固形コンソメ	5	12	2.1	41.8	1食分使用量	
	顆粒風味調味料	2	4	0.6	31.1	小1/2杯	小1=4g
	めんつゆストレート	100	44	8.7	8.7	1食分	
	かき油(オイスターソース)	6	6	1.1	18.1	小1	大1=18g
	トマトピューレ	5	2	0.4	8.1	小1	大1=15g
	トマトペースト	5	4	0.9	17.3	小1	大1=15g
	ケチャップ	5	6	1.3	25.6	小1	大1=15g
	ノンオイル和風ドレッシング	15	12	2.4	15.9	大1	小1=5g
	フレンチドレッシング	15	61	0.9	5.9	大1	小1=5g
	サウザンアイランドドレッシング	15	62	1.3	8.9	大1	小1=5g
	マヨネーズ(全卵型)	12	84	0.5	4.5	大1	小1=4g
	マヨネーズ(卵黄型)	12	80	0.2	1.7		小1=4g
	甘味噌	18	39	5.8	32.3	大1	
	淡色辛味噌	18	35	3.1	17.0	大1	
	赤色辛味噌	18	33	3.1	17.0	大1	
	カレールウ	25	128	10.3	41.0	1人前	

食品糖質量 05

	食品名	常用量(g)	カロリー(kcal)	糖質(g)	100g当たり糖質量(g)	目安	備考
調味料	ハヤシルウ	170	128	11.3	45.0	1人前	
	酒かす	170	45	3.7	18.6	1食分	
	穀物酢	170	1	0.1	2.4	小1	大1=15g
	米酢	150	2	0.4	7.4	小1	大1=15g
	ぶどう酢	150	1	0.1	1.2	小1	大1=15g
	リンゴ酢	150	1	0.1	2.4	小1	大1=15g
	ミリン	220	14	2.6	43.2	小1	大1=18g
嗜好飲料	清酒	220	193	8.1	4.5	1合	
	ビール	200	141	10.9	3.1	1缶=350ml(100ml:100.8g)	
	発泡酒	220	159	12.7	3.6	1缶=350ml(100ml:100.9g)	
	ワイン白	50	73	2.0	2.0	ワイングラス1杯	1本=720ml
	ワイン赤	120	73	1.5	1.5	ワイングラス1杯	1本=720ml
	ワインロゼ	90	77	4.0	4.0	ワイングラス1杯	1本=720ml
	紹興酒	70	64	2.6	5.1		
	焼酎甲類	60	371	0.0	0.0	1合	ホワイトリカー
	焼酎乙類	30	263	0.0	0.0	1合	本格焼酎
	ウイスキー	30	71	0.0	0.0	1杯	
	ブランデー	60	71	0.0	0.0	1杯	
	ウォッカ	30	72	0.0	0.0	1杯	
	ジン	30	85	0.0	0.1	1杯	
	ラム	60	72		0.1	1杯	
	梅酒	80	47	6.2	20.7	1杯	
肉類	牛肩脂身付き	250	286	0.3	0.3		
	牛肩赤肉	50	201	0.3	0.3		
	牛肩ロース脂身付き	130	411	0.2	0.2		
	牛肩ロース赤肉	170	316	0.2	0.2		
	サーロイン脂身付き	170	498	0.3	0.3		
	サーロイン赤肉	10	317	0.4	0.4		
	牛ばら脂身付き	80	517	0.1	0.1		
	牛もも脂身付き	6	246	0.5	0.5		
	牛もも赤肉	3	191	0.6	0.6		
	ランプ脂身付き	25	347	0.4	0.4		
	ランプ赤肉	50	211	0.5	0.5		
	牛ヒレ赤肉	9	223	0.3	0.3		
	牛ひき肉	7	224	0.5	0.5		
	牛舌	5	135	0.1	0.1		
	牛肝臓	3	66	1.9	3.7		
	ローストビーフ	3	98	0.5	0.9	2～3枚	
	コンビーフ缶	9	102	0.9	1.7	1/2缶	
	ビーフジャーキー	12	32	0.6	6.4	つまみ1食分	
	豚肩脂身付き	50	216	0.2	0.2		
	豚肩赤肉	50	125	0.2	0.2		
	豚肩ロース脂付き	60	253	0.1	0.1		
	豚肩ロース赤肉	50	157	0.1	0.1		
	豚ロース脂付き	60	263	0.2	0.2		
	豚ロース赤肉	50	150	0.3	0.3		
	豚ばら脂身付き	50	386	0.1	0.1		
	豚もも脂身付き	50	183	0.2	0.2		
	豚もも赤肉	50	128	0.2	0.2		
	豚ヒレ赤肉	20	115	0.2	0.2		
	豚ひき肉	3	221	0.0	0.0		
	豚舌	2	111	0.1	0.1		
	豚心臓	15	68	0.1	0.1		
	豚肝臓	10	64	1.3	2.5		
	胃茹で	10	61	0.0	0.0		
	小腸茹で	10	86	0.0	0.0		
	大腸茹で	10	90	0.0	0.0		
	豚足	30	115	0.0	0.0		
	ボンレスハム	20	24	0.4	1.8	1枚	
	ロースハム	10	39	0.3	1.3	1枚	
	生ハム促成	50	25	0.1	0.5	2枚	1枚=5g
	ベーコン	5	81	0.1	0.3	1切れ	
	ウインナー	135	64	0.6	3.0	1本	
	セミドライ	135	34	0.3	2.6	1枚	ソフトサラミを含む
	ドライ	50	50	0.2	2.1	1枚	サラミを含む
	フランクフルト	135	149	3.1	6.2	1本	
	焼き豚	30	52	1.5	5.1	3枚	
	合鴨皮付き	95	167	0.1	0.1		

食品糖質量 06

	食品名	常用量(g)	カロリー(kcal)	糖質(g)	100g当たり糖質量(g)	目安	備考
肉類	鶏肉手羽皮付き	100	195	0.0	0.0		
	鶏肉むね皮付き	100	244	0.0	0.0		
	鶏肉むね皮なし	100	121	0.0	0.0		
	鶏肉もも皮付き	100	253	0.0	0.0		
	鶏肉もも皮なし	100	138	0.0	0.0		
	ささ身	100	114	0.0	0.0		
	鶏ひき肉	100	166	0.0	0.0		
	鶏心臓	50	104	0.0	0.0		
	鶏肝臓	50	56	0.3	0.6		
	鶏すなぎも	50	47	0.0	0.0	2個	
卵類	卵	50	76	0.2	0.3	1個	廃棄15% 1個=60g
	うずら卵	10	18	0.0	0.3		廃棄15% 1個=12g
	ピータン	68	146	0.0	0.0	1個	廃棄15%　殻付き1個=80g
魚介類	アジ	70	85	0.1	0.1	1切れ	廃棄55% 1尾=150g
	アジ･開き干し	65	109	0.1	0.1	1枚	廃棄35% 1枚=100g
	蒸しあなご	60	116	0.0	0.0	2切れ	
	イワシ	65	88	0.2	0.3	1尾	廃棄35% 1尾=100g(20cm)
	ちりめん微乾燥	50	57	0.1	0.2		1カップ弱
	オイルサーディン	20	72	0.1	0.3	3尾	
	うなぎ白焼き	60	199	0.1	0.1	2切れ	1串=120g
	うなぎかば焼き	60	176	1.9	3.1	2切れ	
	かつお	60	68	0.1	0.1	刺身5切れ	
	めいたがれい	75	71	0.1	0.1	5枚おろし　刺身	廃棄50% 1尾=150g
	干しがれい	60	70	0.0	0.0		廃棄40% 1枚=100g
	きす	30	26	0.0	0.1		廃棄50% 1尾=60g
	塩鮭	100	199	0.1	0.1	1切れ	
	スモークサーモン	20	32	0.0	0.1	1枚	
	サバ	100	202	0.3	0.3	1切れ	
	さわら	100	177	0.1	0.1	1切れ	
	サンマ	85	264	0.1	0.1	1尾	廃棄30% 1尾=120g
	ししゃも	50	83	0.1	0.2	2尾	
	したびらめ	110	106	0.0	0.0	1尾	廃棄45% 1尾=200g
	たい	100	194	0.1	0.1	1切れ	
	ぶり	100	257	0.3	0.3	1切れ	
	マグロ	60	211	0.1	0.1	刺身5切れ	
	マグロ油漬け	50	134	0.1	0.1	サラダ1食分	
	わかさぎ	80	62	0.1	0.1	5尾	
	赤貝	20	15	0.7	3.5		廃棄75% 殻付き=80g
	あさり	60	18	0.2	0.4		廃棄60% 殻付き=150g
	あわび	135	99	5.4	4.0		廃棄55% 殻付き=300g
	かき	15	9	0.7	4.7		廃棄75% 殻付き=60g
	さざえ	30	27	0.2	0.8	刺身	廃棄85% 殻付き=200g
	蜆	30	15	1.3	4.3	味噌汁1杯分	廃棄75% 殻付き=120g
	とりがい	10	9	0.7	6.9	2枚	
	貝柱	25	24	1.2	4.9	正味1個	
	車エビ	30	29	0.0	0.0	1尾	廃棄55% 大1尾=70g
	たらばがに茹で	80	64	0.2	0.3		廃棄60% 足4本=200g
	するめいか	225	198	0.5	0.2	1ぱい	廃棄25% 1ぱい=300g
	ゆでほたるいか	60	62	0.2	0.4	1食分	
	するめ	30	100	0.1	0.4	つまみ1食分	
	いくら	17	46	0.0	0.2	大1	
	塩辛	20	23	1.3	6.5	大1	
	茹でたこ	100	99	0.1	0.1	足1本	
	うに	5	6	0.2	3.3	1片	
	練りうに	16	27	3.6	22.4	大1	
	くらげ　塩蔵、塩抜き	20	4	0.0	0.0	和え物1食分	
	たらこ	45	63	0.2	0.4	1腹	
練り製品	蒸しかまぼこ	20	19	1.9	9.7	1cm	1本=200g
	かに風味かまぼこ	20	18	1.8	9.2	1本	
	焼きちくわ	20	24	2.7	13.5	1/4本	1本=90g
	はんぺん	25	24	2.9	11.4	1/4枚	大1枚=100g
	さつまあげ	40	56	5.6	13.9	1/2個	1枚=75g
	さかなソーセージ	40	64	5.0	12.6	1/2本	1本=75g

著者略歴

江部康二（えべ・こうじ）

医師。一般財団法人高雄病院理事長。一般社団法人日本糖質制限医療推進協会理事長。1950年京都府生まれ。74年京都大学医学部卒業。京都大学胸部疾患研究所を経て、78年より高雄病院に医局長として勤務。2000年理事長就任。01年から糖質制限食に取り組む。02年に自身の糖尿病に気づき、自ら糖質制限食を実践、肥満と糖尿病を克服。豊富な症例をもとに糖質制限食の研究を続けている。

SB新書　341

人類《じんるい》最強《さいきょう》の「糖質制限《とうしつせいげん》」論《ろん》

ケトン体《たい》を味方《みかた》にして痩《や》せる、健康《けんこう》になる

2016年４月15日　初版第1刷発行
2016年５月20日　初版第3刷発行

著　者　江部康二《えべこうじ》

発行者　小川 淳
発行所　SBクリエイティブ株式会社
〒106-0032　東京都港区六本木2-4-5
電話：03-5549-1201（営業部）

装　幀　長坂勇司（nagasaka design）
組　版　一企画
編集協力　井上健二
イラスト　にぎりこぶし
写　真　伊藤孝一（SBクリエイティブ）
印刷·製本　大日本印刷株式会社

ISBN 978-4-7973-8460-4